国家级职业教育规划教材
对接世界技能大赛技术标准创新系列教材
全国职业院校健康与社会照护专业教材

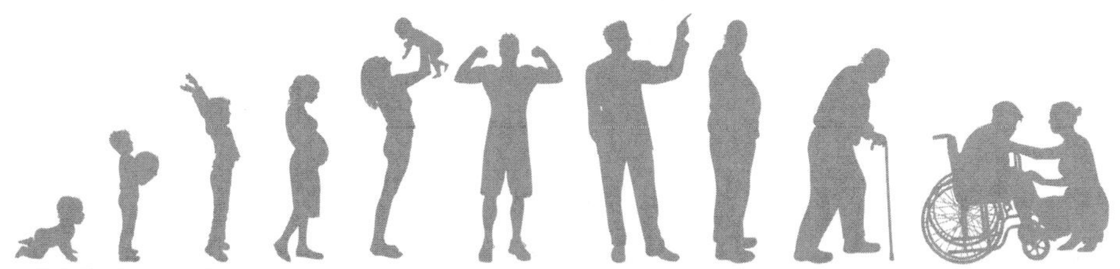

HEALTH AND SOCIAL CARE

张晓军 主编

母婴照护

中国劳动社会保障出版社

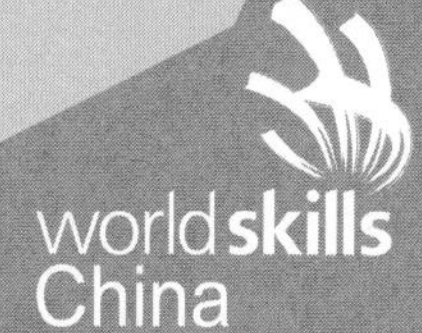

简　　介

本教材共分为五个模块，主要内容包括产妇照护、婴幼儿生活照护、婴幼儿教育实施、婴幼儿常见症状照护及母婴营养。

图书在版编目（CIP）数据

母婴照护 / 张晓军主编. -- 北京：中国劳动社会保障出版社，2021
全国职业院校健康与社会照护专业教材
ISBN 978-7-5167-5031-5

Ⅰ. ①母…　Ⅱ. ①张…　Ⅲ. ①围产期－护理－职业教育－教材 ②新生儿－护理－职业教育－教材　Ⅳ. ①R473.71②R473.72

中国版本图书馆 CIP 数据核字（2021）第 181894 号

中国劳动社会保障出版社出版发行

（北京市惠新东街 1 号　邮政编码：100029）

*

北京市艺辉印刷有限公司印刷装订　　新华书店经销

787 毫米 × 1092 毫米　16 开本　8.75 印张　140 千字

2021 年10月第 1 版　　2026 年 1 月第 5 次印刷

定价：22.00 元

营销中心电话：400-606-6496

出版社网址：http://www.class.com.cn

http://jg.class.com.cn

对接世界技能大赛技术标准创新系列教材

编审委员会

主　任：刘　康

副主任：张　斌　王晓君　刘新昌　冯　政

委　员：王　飞　翟　涛　杨　奕　张　伟　赵庆鹏
姜华平　杜庚星　王鸿飞

健康与社会照护专业课程改革工作小组

课改校：山东医药技师学院
河南医药技师学院
杭州第一技师学院
广州市轻工技师学院

技术指导：周　嫣

编　辑：杨绘春

本书编审人员

主　编：张晓军

副主编：叶军妹　杨维祯

参　编：史迎柳　高　恒　宋新焕　王文文　袁玉鲜　李　丽　邵淑媛
吴旭萍

主　审：卢　超　汤菊萍

序

世界技能大赛由世界技能组织每两年举办一届，是迄今全球地位最高、规模最大、影响力最广的职业技能竞赛，被誉为“世界技能奥林匹克”。我国于 2010 年加入世界技能组织，先后参加了五届世界技能大赛，累计取得 36 金、29 银、20 铜和 58 个优胜奖的优异成绩。第 46 届世界技能大赛将在我国上海举办。2019 年 9 月，习近平总书记对我国选手在第 45 届世界技能大赛上取得佳绩作出重要指示，并强调，劳动者素质对一个国家、一个民族发展至关重要。技术工人队伍是支撑中国制造、中国创造的重要基础，对推动经济高质量发展具有重要作用。要健全技能人才培养、使用、评价、激励制度，大力发展技工教育，大规模开展职业技能培训，加快培养大批高素质劳动者和技术技能人才。要在全社会弘扬精益求精的工匠精神，激励广大青年走技能成才、技能报国之路。

为充分借鉴世界技能大赛先进理念、技术标准和评价体系，突出“高、精、尖、缺”导向，促进技工教育与世界先进标准接轨，完善我国技能人才培养模式，全面提升技能人才培养质量，人力资源社会保障部于 2019 年 4 月启动了世界技能大赛成果转化工作。根据成果转化工作方案，成立了由世界技能大赛中国集训基地、一体化课改学校，以及竞赛项目中国技术指导专家、企业专家、出版集团资深编辑组成的对接世界技能大赛技术标准深化专业课程改革工作小组，按照创新开发新专业、升级改造传统专业、深化一体化专业课程改革三种对接转化原则，以专业培养目标对接职业描述、专业课程对接世界技能标准、课程考核与评价对接评分方案等多种操作模式和路径，同时融入健康与安全、绿色与环保及可持续发展理念，开发与世界技能大赛项目对接的专业人才培养方案、教材及配套教学资源。首批对接 19 个世界技能大赛项目共 12 个专业的成果将于 2020—2021 年陆续出版，主要用于技工院校日常专业教学工作中，充分发挥世界技能大赛成果转化对技工院校技能人才的引领示范作用。在总结经验及调研的基础上选择新的对接项目，陆续启动第二批等世界技能大赛成果转化工作。

希望全国技工院校将对接世界技能大赛技术标准创新系列教材，作为深化专业课程建设、创新人才培养模式、提高人才培养质量的重要抓手，进一步推动教学改革，坚持高端引领，促进内涵发展，提升办学质量，为加快培养高水平的技能人才作出新的更大贡献！

2020 年 11 月

前言

我国卫生健康事业自改革开放以来获得了长足发展，但照护体系特别是长期照护体系的建设还处于起步阶段，从业人员结构不完整，缺乏提供非侵入性护理和康复服务的高素质人才，健康服务供给总体不足与需求不断增长之间的矛盾依然突出。

为此，2016 年国务院印发《“健康中国 2030”规划纲要》，明确提出，到 2020 年，健康服务业总规模超过八万亿，到 2030 年达十六万亿；党的十九大将“实施健康中国战略”纳入国家整体发展战略统筹推进，提出“优化健康服务”；2019 年国务院印发《关于实施健康中国行动的意见》，强调要“加强公共卫生体系建设和人才培养”。按照党中央的要求，人力资源社会保障部围绕“实施健康中国战略”进行了一系列部署，发布了“健康照护师”新职业，《全国技工院校专业目录》增补了“健康与社会照护专业”，出台了《康养职业技能培训计划》。这一系列举措的最终目的是：培养造就大批高素质健康与社会照护职业人才，解决我国“一老一小”健康照护的痛点难题；降低慢性病患者、老年人住院频率，缓解医疗资源紧张的现状；充分满足人民群众日益增长的美好生活需求，增强人民群众的幸福感、获得感。

为贯彻落实中央精神和国家政策，满足社会发展和职业教育不断发展的需要，人力资源社会保障部教材办公室组织世界技能大赛中国技术指导专家、行业企业专家、教学专家等，以世界技能大赛健康和社会照护项目技术文件、健康照护师职业任务、学生毕业后从事岗位的能力需求等为依据，开发了全国职业院校健康与社会照护专业教材。

本套教材着重培养学生的基础能力、照护能力、康复保健能力和管理协调能力，重视人文关怀和心理疏导，强调教材内容的针对性和实用性，做到学为所用、用以促学、学用结合。在教材内容的组织上，部分采用了任务驱动教学法的编写思路，结合具体实例，讲解完成任务所需要的相关知识，介绍完成任务的步骤和注意事项，以引导学生运用所学知识分析和解决实际问题。在教材的表现形式上，注重图片、表格及色彩的运用，增强教材的趣味性和可读性。在教材编写的同时，开发了与教材配套的电子课件。电子课件可登录中国技工教育网（http://jg.class.com.cn），搜索相应的书目，在相关资源中下载。部分教材使用了二维码技术，针对教材中的教学重点和难点制作了演示视频，学生使用移动终端扫描二维码即可在线观看相应内容。

本套教材的编写得到了有关学校的大力支持，教材编审人员做了大量的工作，在此我们表示衷心的感谢！同时，恳切希望广大读者对教材提出宝贵的意见和建议。

人力资源社会保障部教材办公室

目　录

模块一　产妇照护

模块二　婴幼儿生活照护

模块三　婴幼儿教育实施

模块四　婴幼儿常见症状照护

模块五 母婴营养

模块一
产妇照护

妇女产后生理、心理会发生一定的变化，生理变化包括生殖器官、乳房及全身变化，心理则易出现情绪低落、焦虑、抑郁等症状。妇女产后各方面都处于虚弱状态，需要正确的方法对其进行安全、健康的照护。产妇照护就是对妇女产后的生活、生理改变和常见病症进行的照护，目的是使其恢复到健康状态。

课题一
产妇生活照护

能力目标

- 能知晓妇女产后常见生活照护的范围。
- 能通过临床表现辨别妇女产后常见的生活照护问题。
- 能正确开展产妇的生活照护工作。

产后是女性身体内气血最虚弱的时候，产后妇女身体机能发生了很大的改变，各项生理机能有待恢复。产妇生活照护主要针对妇女产后起居、卫生清洁、身材恢复等方面。

一、睡眠照护

产后睡眠障碍是产妇常见的问题之一。好的睡眠不仅能消除产妇身体疲劳，还有益于产妇和新生儿的身心健康。产后睡眠照护要求对产妇睡眠问题进行早期介入，防止产妇出现较严重的心理问题。

1. 影响产后睡眠的因素

（1）身体因素

妇女产后睡眠问题以身体因素影响较为普遍。由于妇女在生产过程中身体承受了巨大的伤痛，产后又会面临伤口疼痛、乳腺肿胀等问题，因此产妇的睡眠质量会受到很大程度的影响。

（2）心理因素

新手妈妈在照顾新生儿时可能会紧张，再加上需要频繁地给新生儿喂奶，这些都会严重影响产妇的睡眠质量。

（3）环境因素

居住环境不安静、亲朋好友频繁探望或者住院期间医院条件有限、周遭环境嘈杂等，都可能影响产妇的睡眠。

2. 促进产后睡眠的措施

（1）创造安静、舒适、安全的睡眠环境

产妇的休息环境应保持整洁、安静，室内空气流通，夏季和冬季要保持室内温度适宜，防止中暑或着凉。产妇的房间不宜种植芳香花木，以防产妇和新生儿过敏。

（2）做好就寝前的晚间照护

照护者可以为产妇制定一个时间表，设置好起床、锻炼、吃饭、洗漱等时间，帮助其养成良好的生活习惯。在睡前的半小时里，可以让产妇做些轻松的事情，如看书、听音乐、按摩。

（3）健康教育

照护者应对产妇做好健康教育，尤其对生活不规律的产妇要告知其良好的睡眠除有利于健康恢复外，还可能促进乳汁的分泌。照护者也可以鼓励产妇做适量的运动，以提高睡眠质量。

（4）心理照护

照护者可以通过交谈、询问等方式，告知产妇分娩后可能出现的疼痛、家庭结构和角色的转变，帮助产妇在生产后尽快适应新的生活，保持心情愉悦、积极乐观。

（5）饮食照护

若产后睡眠不足，可适当多摄入 B 族维生素，多吃含钙丰富的食物及含色氨酸的食物，以促进睡眠，如莲子百合粥、小米枣仁粥、牛奶燕麦粥、小米粥等。

3. 常见产后睡眠问题的应对措施

（1）日夜颠倒

产妇的睡眠受新生儿影响较大，尤其是睡眠日夜颠倒的新生儿，会直接打乱产妇的睡眠节奏。针对此问题，产妇应养成规律的作息习惯，将睡眠调整到夜间，保证每天的睡眠时间不少于 7 ~ 8 小时。

（2）睡眠质量不佳

有些产妇分娩后精神长期处在紧张状态，睡眠质量变差。针对此问题，照护者

要及时对产妇进行心理疏导，并将照护新生儿的任务分配给家庭其他成员，减轻产妇的焦虑。

（3）睡眠时间不足

在正常情况下，成人的睡眠时间要保证 7 ～ 8 小时，但产妇承担了更多照顾新生儿的责任，很难保证充足睡眠。针对此问题，照护者应采取健康宣教、心理疏导、与家庭成员及时沟通等方式。在新生儿未满月期间，产妇可根据新生儿的睡眠情况适当调整自己的睡眠时间。

二、卫生清洁

1. 产妇洗浴清洁

产妇保持皮肤清洁，可避免皮肤和会阴伤口发生感染。经常洗浴还可提高产妇的睡眠质量，增加其食欲。但洗浴时应选择淋浴，不宜盆浴。

淋浴分为三个步骤：淋浴前的准备、淋浴、洗后保暖。淋浴前，关闭电风扇及空调，关好门窗，避免对流风，将室温及浴室内温度调节至 26 ～ 32 ℃，将水温调节至 39 ～ 41 ℃，防止产妇受凉。洗浴后，叮嘱产妇穿好衣服，暂不外出，然后调节室温至 22 ～ 26 ℃，洗后不宜马上开空调或开窗通风，以防感冒。

2. 产妇口腔清洁

刷牙不仅可以清除食物残渣、清洁牙齿和口腔，而且是促进食欲的重要方法。产妇刷牙时应使用软毛牙刷，用温开水，不可用力过猛，每次刷 2 ～ 3 分钟；也可以用指刷法刷牙，即洗手后用长度为 30 厘米左右的医用消毒纱布缠绕食指，蘸温开水及少量牙膏清洁口腔。

3. 衣物及床上用品清洁

产妇分娩后产褥汗旺盛、身体虚弱、免疫力低下，照护者应提醒产妇勤换内衣及床上用品，更换的脏衣服及床上用品应当天清洗完毕。清洗产妇内裤时，应使用专用卫生盆并戴专用塑胶手套，以防交叉感染。如果产妇发生感染，其内裤要用符合国家标准的消毒液消毒。

三、排泄照护

1. 恶露照护

产后恶露是指产后随子宫蜕膜脱落的含有血液、坏死蜕膜等的组织经阴道排出的现象，是产妇在产褥期的临床表现，属于生理性变化。在恶露排出的 3 周内，女性身体虚弱，容易发生上行性感染，所以保证产妇阴部的清洁非常重要。

（1）鼓励适当运动

对于身体健康的产妇，适当下床活动有利于恶露的排出，可促使子宫复旧。当产妇身体趋于恢复时，照护者可鼓励其适当下床活动，有条件者可学做产后保健操，加强锻炼，尽快恢复体力。

（2）保持会阴清洁

产妇应每天用温水清洗外阴，用棉签蘸取 10% 的聚维酮碘溶液擦洗外阴两次，保持会阴清洁；勤换卫生垫，卫生垫应包装完好，换垫时手不要接触卫生垫中央，以防污染；勤换内衣、内裤，确保外阴清洁、干燥。

（3）加强营养

产妇饮食宜清淡，忌摄入生冷、辛辣、油腻、不易消化食物，可多吃新鲜蔬菜。气虚者可食用鸡汤、桂圆汤等；血热者可食用梨、橘子、西瓜等水果，但宜温服。

（4）禁房事

产后未满 2 个月绝对禁止房事，剖宫产需满 3 个月。

2. 二便照护

（1）大小便失禁

若产妇大小便失禁，照护者可从预防和治疗两个方面采取照护措施。就预防而言，产妇可通过适量的运动来改善小骨盆的血液循环和局部肌肉张力。就治疗而言，除常规医院治疗外，产妇可多做盆底肌锻炼，以促进尿道功能尽快恢复。此外，产妇还应注意保持轻松愉快的心情，不要因大小便失禁而过分紧张、担心。

（2）便秘

产妇便秘多与产后肠蠕动较弱、卧床时间长活动少、食物中缺乏纤维素相关。此外，会阴疼痛也会引起排便困难。因此，产妇在日常饮食中要注意饮食的粗细搭配，多吃新鲜蔬菜和水果，保证摄入足够的水分和膳食纤维，并以流质食物为主，这样便于排尿、排便。

3. 产后汗症照护

褥汗是产妇身体自我调节的表现，身体通过排汗的方式排出多余的水分和杂质。产后褥汗分为生理性产后褥汗和病理性产后褥汗两种。生理性产后褥汗是正常现象，一般一周内就有好转。病理性产后褥汗有产后自汗和产后盗汗两种。

（1）产后自汗

产褥期出汗量较大，而且持续时间较久，是产妇自汗的表现。中医认为，自汗主要是由于产妇身体虚弱、生产时失血过多、气血不足、肺气虚损、皮肤抵抗力下降所致。产后自汗者要在饮食上做相应的调理，猪肚粥、糯米大枣粥、黄芪排骨汤等对治疗产后自汗有一定的效果。

（2）产后盗汗

产后盗汗主要表现为产妇睡觉时出汗量大，醒来后停止。此种出汗比较常见，如果一周内恢复正常，则属于生理性出汗，此时应及时擦干汗液并勤换衣物，避免感冒；如果恢复时间较久，甚至长达几个月，则可能属于病理性出汗，此时要在医生指导下辅助进行药物治疗。

四、产后恢复训练

女性在一生中有三次机会可以调整体型，分别是初潮期、产后和更年期，其中较重要的就是产后。产后如果恢复不好，将留下隐患。

1. 身材修复训练

产妇早期适当活动有助于恢复体力，增进食欲，促进排尿、排便，避免或减少静脉回流不畅及栓塞。阴道分娩者在产后 6 ~ 12 小时可下床少量活动，产后第 2 日即可自由活动；阴道难产或剖宫产者可在产后第 3 日由照护者协助下床活动，进行适当的产后体操训练。

产后第 1 周：从产后第一天开始可进行脚踩踏板运动、盆底肌运动、腹部肌肉运动。

产后第 2 ~ 4 周：除第一周产后体操内容外，可增加向后弯体运动、侧向转体运动、向前弯体运动、阻力带运动等；散步时间每次最好控制在 10 分钟以内，一个月后可逐渐增加到 40 分钟。切记不可长时间剧烈运动，应注意劳逸结合，保持心情愉快。

2. 盆底肌修复训练

产妇咳嗽、打喷嚏、大笑、提重物时常出现不由自主的漏尿（尿失禁），产后阴道松弛影响性生活，盆腔脏器脱垂症状逐渐明显等，都是盆底肌松弛的表现。顺产妇女的盆底肌损伤较大。一般产后 42 天需进行常规盆底肌评估，照护者可根据评估结果指导产妇进行一定的修复训练。

盆底肌功能锻炼又称凯格尔练习，是迄今为止最简单、易行、安全有效的盆底肌康复方法。正确的锻炼方法可加强薄弱的盆底肌组织力量，增强盆底肌支持力，改善并预防早期脱垂的进一步发展。盆底肌功能锻炼还可辅以生物反馈治疗或电刺激等盆底肌功能锻炼方法，增强盆底肌功能锻炼效果。

（1）练习前准备

1）练习开始前可通过阻止流动中的尿液（在小便中突然憋住）来找到盆底肌，同时确保膀胱是空的。

2）为取得最佳的效果，进行凯格尔练习时应只关注盆底肌，而放松其他肌肉，如臀部、大腿或腹部的肌肉。

3）选择一个合适的位置，无论是坐在椅子上还是平躺在地板上，都要确保臀部和腹部肌肉放松。

（2）练习方法

1）收缩盆底肌 5 秒，如果难以坚持，可以只收缩 2 ~ 3 秒，如图 1–1–1 所示。

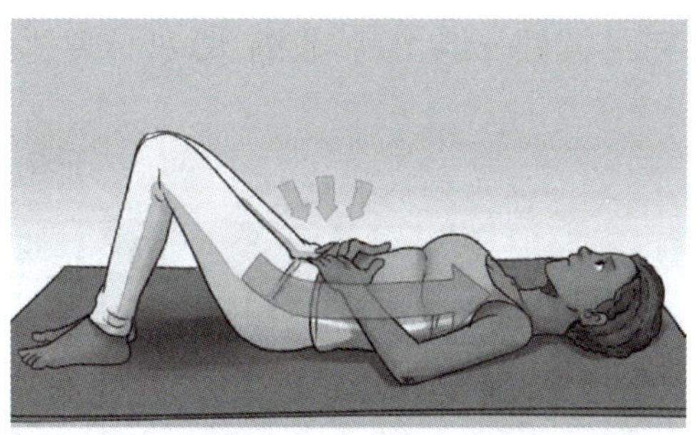

图 1–1–1　收缩盆底肌

2）放松盆底肌 10 秒，如图 1–1–2 所示。

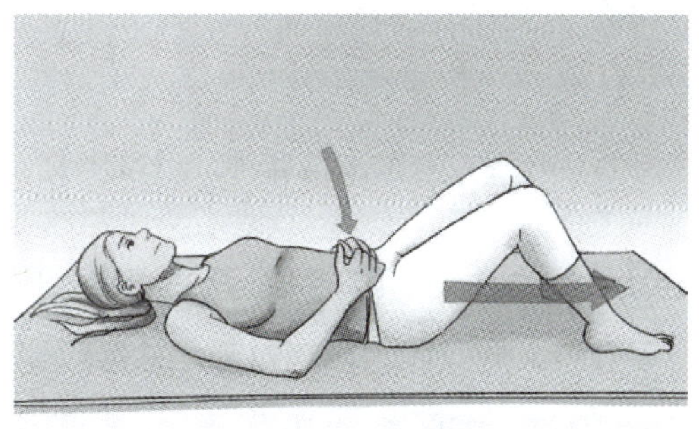

图 1–1–2　放松盆底肌

3）收缩盆底肌 5 秒，再收缩 5 秒，放松 10 秒，如图 1-1-3 所示，并重复练习 10 次，为一组凯格尔练习，每日 3 ~ 4 组。

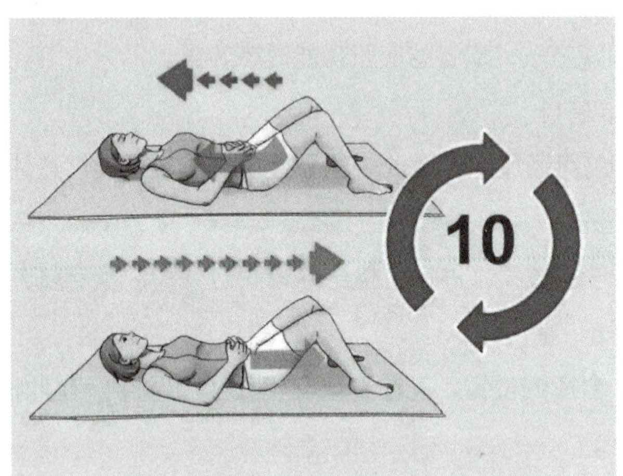

图 1-1-3　一组凯格尔练习

4）建立一次收缩盆底肌 10 秒的目标：每周可增加收缩盆底肌的时间，一旦达到 10 秒，坚持下去，可继续做一组 10 秒收缩 10 秒休息的练习，每日 3 ~ 4 组，如图 1-1-4 所示。

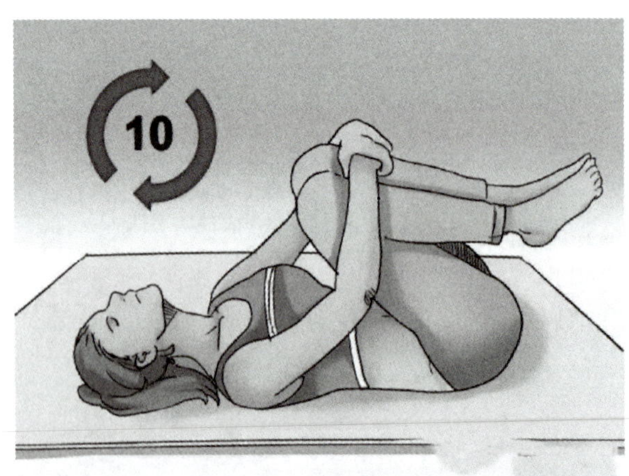

图 1-1-4　建立一次收缩盆底肌 10 秒的目标

5）凯格尔肌肉牵拉运动：凯格尔肌肉牵拉运动是凯格尔练习的变体，运动时想象盆底肌是一个真空，平卧位，屈双膝，收缩臀部，并且双腿向上抬升、向内牵拉，保持姿势 5 秒后放松，做 10 次，如图 1-1-5 所示。

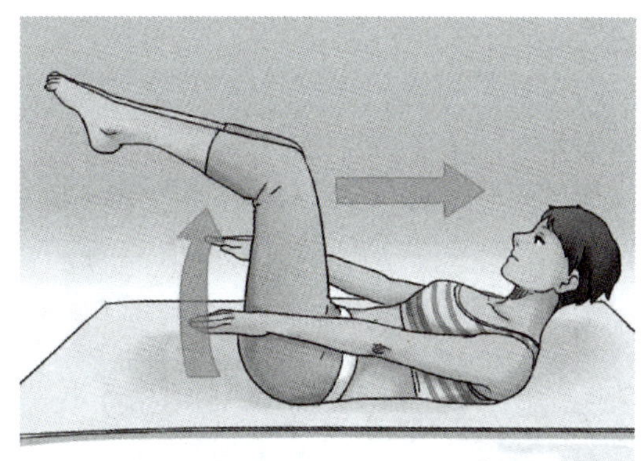

图 1-1-5　凯格尔肌肉牵拉运动

（3）注意事项

1）初次训练时若训练的次数、组数达不到要求，可循序渐进，逐渐增加，收缩的最大力量也要根据自身情况逐渐加强。到后期，阴道收缩保持时间较长时，练习的次数、组数可相应减少。

2）练习时以不疲劳为原则，如果在训练时有疲劳感可暂停练习，等疲劳感消失后再继续进行。

3）月经期禁止训练。

3. 乳房修复训练

妊娠期，乳腺会逐渐变大，乳房整体也会膨胀，这是一个正常的生理过程。乳房中不存在内部肌肉组织，一旦变大就无法很好地支撑，所以下垂的可能性较大。针对此问题，照护者可采取以下照护措施。

（1）帮助产妇选择舒适得体的内衣

产后及时调整、更换内衣非常重要。合适的内衣可以帮助产妇借助外力支撑胸部，避免胸部过度下垂。内衣不宜过紧，以免乳腺紧张，乳汁分泌不顺畅，危害产妇的身体健康。

（2）指导产妇保持正确的哺乳姿势

哺乳时不要让婴幼儿太过贴近胸部，当婴幼儿位于正确的位置吸吮时，其太阳穴与耳朵会微微颤动。哺乳时也可一只手平贴在肋骨上支撑胸部下方，同时要避免压迫到胸部顶端，如图 1-1-6 所示，以免乳头方向改变，引起乳腺阻塞。每次哺乳都要两侧乳房轮换进行，这样可避免一边的胸部受到太大的压力。哺乳前可用热毛巾敷胸部，这样有利于乳汁分泌。

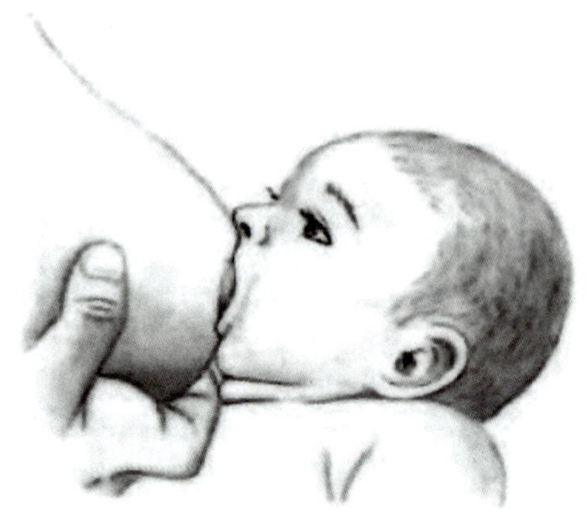
图 1-1-6 正确的哺乳姿势

（3）指导产妇通过按摩修复乳房

产妇每晚临睡前可热敷两侧乳房 3 ~ 5 分钟，再用手掌由左至右按摩乳房周围 20 次，坚持按摩 2 ~ 3 个月可修复乳房，也可通过吹气球、游泳等方式锻炼胸肌。

思考与练习

1. 简述影响产妇睡眠的因素及提高产妇睡眠质量的措施。
2. 简述产后汗症的照护方法。
3. 简述凯格尔练习的具体操作方法。

课题二
产妇专业照护

能力目标

- 能协助产妇进行乳房照护。
- 能灵活运用专业知识对产妇进行会阴和子宫照护。
- 能正确开展剖宫产后的伤口照护。

产褥期是产妇身心调养和恢复的重要阶段。本课题主要讲述产妇乳房、会阴、子宫照护及剖宫产后照护。

一、产妇乳房照护

1. 一般照护

乳房是产妇为婴幼儿提供营养的媒介。清洁乳房可去除乳头污垢，提升产妇舒适度，同时使皮肤结实不易破溃。按摩乳房可防止乳房下垂，促进乳汁分泌。

（1）乳房清洁

照护者关好门窗，清洁双手，控制室温在 25 ℃左右，取盛有热水（约 42 ℃）的脸盆、大小毛巾置于产妇旁，告知其操作目的；协助产妇露出双侧乳房，并盖上大毛巾，再露出右侧乳房，用浸湿的小毛巾轻柔地自乳头沿顺时针方向擦洗至乳房根部，紧接着用大毛巾擦干，之后用上述方法清洁左侧乳房。切忌用肥皂或酒精擦洗乳房。

（2）乳房按摩

照护者协助产妇采取合适体位，露出右侧乳房，取纱布置于乳头便于吸收乳汁。照护者双手搓匀爽身粉或涂抹食用橄榄油，一手托住乳房，另一手用指腹旋转式轻按乳房，之后用上述方法按摩左侧乳房。按摩结束后，照护者应擦净产妇乳房上的爽身粉或橄榄油，协助其整理衣物。

2. 乳汁淤积照护

乳汁淤积是指乳汁分泌旺盛未能及时排空，导致乳房出现硬结或胀痛。乳汁淤积时，照护者应协助产妇热敷乳房，将乳汁挤出。

（1）操作步骤

照护者准备盛有热水（50 ~ 60 ℃）的脸盆、毛巾若干置于产妇旁，让产妇露出乳房，并在其胸下 6 ~ 10 厘米处盖好大毛巾；再用浸湿的毛巾包住乳房，2 分钟左右更换一次热毛巾，敷 8 ~ 10 分钟即可；随后取吸奶器（见图 1-2-1），包住整个乳头乳晕后固定，将乳汁吸出；按摩乳房，协助产妇整理衣物。

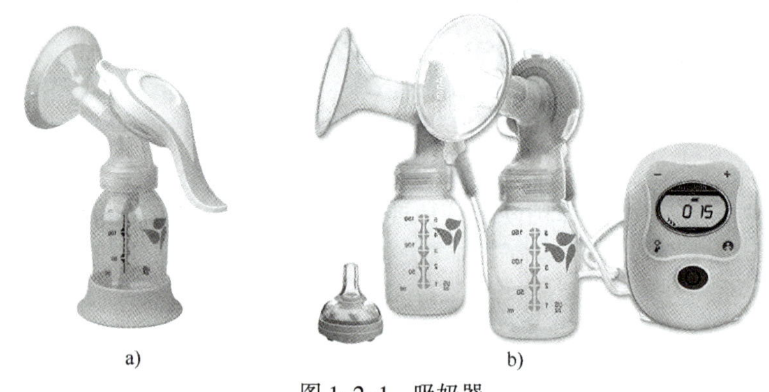

a)　　b)

图 1-2-1　吸奶器

a）手动吸奶器　b）电动吸奶器

（2）照护要点

照护者应嘱产妇尽早哺乳，哺乳前适当热敷，以促进乳腺管畅通；热敷时注意观察皮肤，谨防烫伤；先哺患侧乳房，待其吸空后换另一侧；若婴幼儿吃饱而乳汁尚未排空或胀奶时，可用吸奶器吸出多余乳汁；使用吸奶器前做好安装消毒工作，吸奶时注意选择合适的吸力。

3. 乳头内陷照护

乳头内陷是指乳头低于乳晕平面甚至内陷于乳房中。乳头内陷不仅影响哺乳和美观，甚至可能引发乳房疾病。照护者可协助产妇进行乳头伸展练习、乳头牵拉练习及佩戴乳头罩等，以改善乳头内陷。

（1）操作步骤

做乳头伸展练习时，露出右侧乳房，照护者先将两拇指分别按在乳头左右位置，横向牵拉乳晕及皮下组织，然后将两拇指分别按在乳头上下位置，纵向拉伸，反复多次，如图 1–2–2 所示，左侧乳房同上，持续 5 分钟，每日进行 2 遍。做乳头牵拉练习时，一手提出乳头向外牵拉，如图 1–2–3 所示，每遍反复牵拉 10 ~ 20 次，每日进行 2 遍。佩戴乳头罩时，选择合适的小罩，从怀孕 7 个月时开始佩戴，以促进内陷乳头外翻。乳头罩的佩戴方式如图 1–2–4 所示。

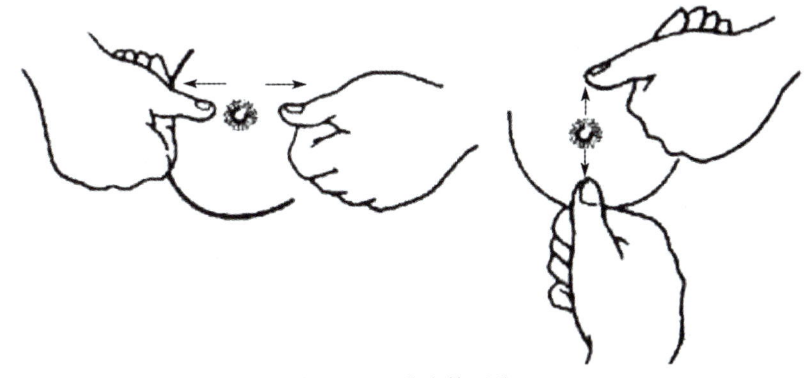

图 1–2–2　乳头伸展练习

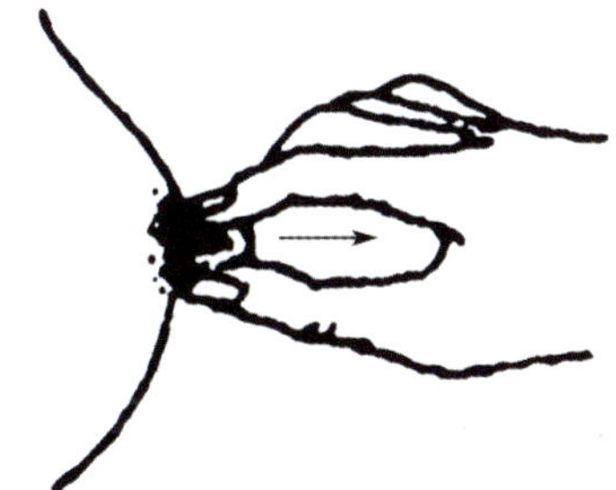

图 1–2–3　乳头牵拉练习

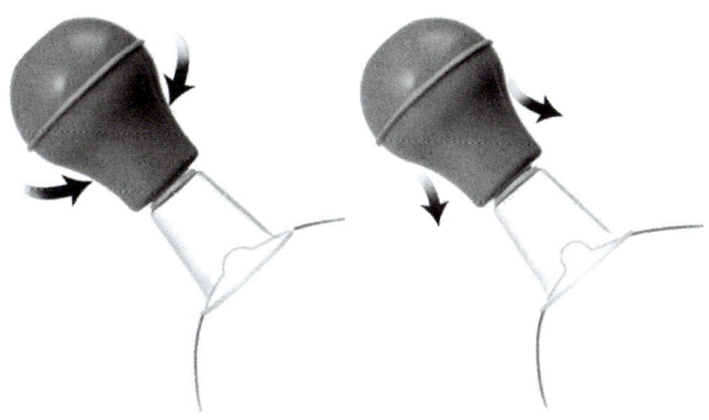

图 1–2–4　乳头罩的佩戴方式

（2）照护要点

平时注意乳头的清洁，若乳房发炎或手术后不久，则不能进行乳房照护。尽量不用乳头罩，以免给婴幼儿吸吮造成困难；必须使用乳头罩时注意先消毒，用手指压住乳头罩哺乳，待乳头突起后取下乳头罩直接哺乳。

二、产妇会阴照护

1. 会阴擦洗

会阴擦洗可有效避免泌尿道和生殖道的逆行感染，保持会阴及肛门部位清洁，促进切口愈合。会阴擦洗适用于自然分娩、产后有切口或留置导尿管的产妇。

（1）操作步骤

照护者需告知产妇操作目的，请家属暂时回避，携带用具至床旁，确保产妇排空膀胱后，抬高床头（胎膜早破者除外），暴露会阴，将会阴垫置于产妇臀下。照护者站于产妇右侧，用无菌持物钳取浸透药液（药液可为 0.1% 苯扎溴铵溶液、0.2% 碘伏溶液、1 ∶ 5 000 的高锰酸钾溶液等）的棉球，从上到下、从内到外用消毒棉球擦洗会阴，最后擦洗肛门，如图 1-2-5 所示，每擦洗一处更换一个棉球；紧接着用干棉球擦干会阴部，为产妇换上洁净的卫生巾；最后取出会阴垫，将床头归位，协助产妇调整至舒适体位。

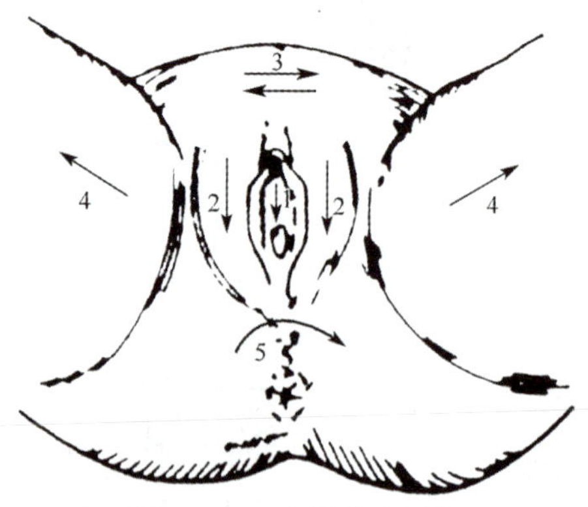

图 1-2-5　会阴擦洗顺序

（2）照护要点

操作前后照护者均需消毒双手，以避免交叉感染。操作时戴一次性手套，做好产妇保暖工作，观察其会阴是否有异常，如有无异味、切口有无红肿、伤口愈合是否良好等，警惕伤口感染。若产妇会阴有切口感染，应最后擦洗；若有留置导尿管，应观察导尿管是否通畅或脱落，并擦净导尿管；若会阴无伤口，则不宜长期使用消毒剂，一般 2 ~ 3 日后换用温水擦洗。

2. 会阴热湿敷

会阴热湿敷可有效缓解会阴水肿和切口疼痛，促进伤口愈合，适用于会阴水肿、血肿吸收期和切口早期感染等情况。

（1）操作步骤

照护者按上述方法擦洗会阴，然后取凡士林涂抹于热敷部位，将浸透热敷溶液的无菌纱布拧干贴于会阴处，用无菌治疗巾覆盖纱布，再外放热水袋。热敷后，依次取下热水袋和无菌治疗巾，用纱布擦净凡士林，观察热敷部位的皮肤。最后，整理产妇衣物，协助产妇调整至舒适体位。

（2）照护要点

可选用 95% 的乙醇或煮沸的 50% 硫酸镁溶液作为热敷液，热敷范围要比病损部位大一倍，温度以 41 ~ 48 ℃为宜，一日 2 次，每次 15 ~ 20 分钟。此外，操作时照护者需关注热敷局部状况，控制温度，避免烫伤。

3. 会阴红外线照射

会阴红外线照射可缓解局部疼痛，消炎消肿，适用于会阴水肿、血肿吸收期及切口疼痛、早期感染等。

（1）操作步骤

照护者取红外线灯置于床旁，按上述方法擦洗会阴，然后辅助产妇两腿屈曲外展，使外阴暴露，移动红外线灯头，与会阴保持 30 ~ 50 厘米，开灯，根据产妇感受调节距离。照射完毕后，整理产妇衣物，协助其调整至舒适体位。

（2）照护要点

会阴红外线照射一日 2 次，以每次 20 ~ 30 分钟为宜。操作过程中应注意产妇保暖，同时提醒产妇不要移动体位，以免烫伤。此外，照护者需要细心观察产妇皮肤有无发红、灼痛、水疱等异常现象。若产妇在照射过程中出现头晕、心悸或过热现象，应停止照射。

三、产妇子宫照护

1. 子宫复旧

子宫复旧是指产后子宫通过强力肌肉收缩和自解作用减小其肌肉细胞，而后逐渐下降至骨盆腔内，4 ～ 6 周后恢复成未孕状态。

（1）子宫复旧不全的原因

子宫复旧不全是指子宫不能按正常情况缩复，较同时期正常产褥子宫稍大稍软或有压痛感，宫口多未关闭。产妇年龄较大、产程延长、是否哺乳、多胎妊娠、胎膜剥离不全或胎盘残留、子宫内膜炎等均可影响子宫复旧。

（2）照护要点

照护者需关注产妇的子宫复旧情况，每日嘱其定时排空膀胱，按摩子宫，观察恶露量、气味和颜色。若发现子宫复旧不良，恶露增多且色红，应遵医嘱给予子宫收缩剂；若子宫有轻度压痛合并感染，且恶露味臭，应遵医嘱给予抗生素控制感染；若疑有胎盘胎膜残留，应及时协助就医。

2. 宫缩痛的预防与缓解

宫缩痛是指产后子宫收缩引起的下腹部疼痛，在产妇下腹部可摸到与新生儿头般大小的硬球。宫缩痛常发生于产后 1 ～ 2 天，之后疼痛逐渐消失。

（1）宫缩痛的原因

正常情况下，产后子宫收缩时组织缺氧，子宫肌壁血管缺血，压迫神经纤维，引发疼痛。尤其新生儿吸吮乳头时，会引发子宫频繁收缩，加剧下腹部阵痛；胎儿超重或多胞胎使子宫扩张过度，更容易发生宫缩痛。非正常情况下，胎盘残留、胎膜剥离不全、宫腔内血块淤积等可导致宫缩痛，并伴有血性恶露。

（2）照护要点

照护者需关注产妇宫缩痛的时间，观察恶露，注意辨别宫缩痛的原因。正常情况下，照护者可开导产妇，告知其宫缩痛持续时间短，以使产妇心态放松，同时帮助产妇按摩子宫。疼痛严重时，产妇可取俯卧位姿势缓解疼痛，必要时遵医嘱服用止痛片。此外，照护者应指导产妇避免久坐、久立或着凉，勿持重物，采用侧睡、热敷、加舒适坐垫等方式减少疼痛。在非正常情况下，照护者需协助产妇及时就医。

3. 热敷法照护

热水袋热敷法可保持产妇腹部温暖，缓解产后宫缩痛。

（1）操作步骤

首先，照护者将热水（70 ～ 80 ℃）注入热水袋至 1/2 ～ 2/3 处，排气，紧固塞子，检漏，确认不漏水后套上布袋；然后，协助产妇调整至 30° 侧卧位或半卧位（见图 1-2-6 和图 1-2-7），腰背垫枕头并调整至舒适体位，下肢稍微弯曲，露出腹部，将热水袋置于小腹处，盖上外衣，半小时后取下热水袋，协助产妇整理衣物；最后，将水倒掉，洗净布袋。

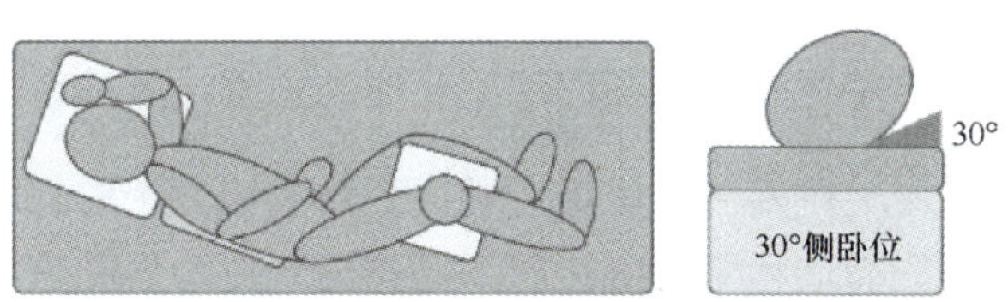

图 1-2-6　30° 侧卧位

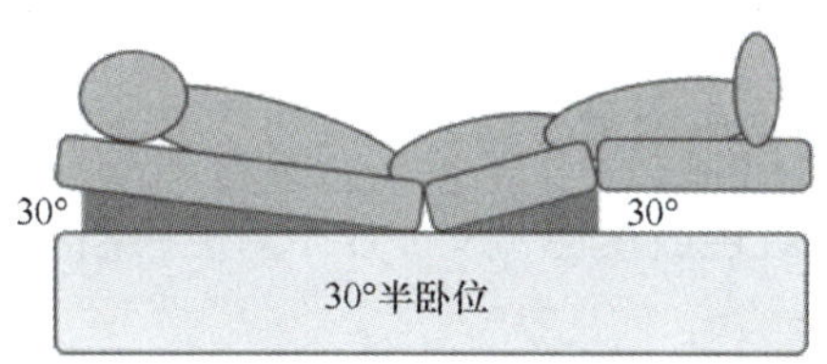

图 1-2-7　30° 半卧位

（2）照护要点

使用水温计测温，热水温度合适后方可注入袋中；拧紧塞子，确保无水渗出后方可敷于产妇小腹处，每次半小时；与产妇交流水温并观察小腹皮肤，谨防烫伤，同时需注意产妇身体其他部位的保暖。

四、剖宫产后照护

1. 切口照护

剖宫产切口在下腹 10 厘米左右，分为直切口与横切口，切口较大，需 1 周左右愈合，4 ~ 6 周完全恢复。

（1）切口感染的原因

切口正常愈合时创面新鲜，分泌物减少近无。切口感染后，红肿处有波动感，创面不新鲜，渗出物较多。子宫复旧不全、尿路细菌感染、淋浴等易引发切口感染；患有肥胖症、糖尿病、贫血等的产妇，切口愈合时间延长，更易发生切口感染。

（2）照护要点

产妇身体虚弱，抵抗力低下，照护者需悉心照护其腹部切口，若切口发生红肿、热痛现象，应督促产妇及时就医。饮食方面，照护者需告知产妇术后 6 小时逐渐增加食量，但不宜过多进食，并协助产妇术后多翻身，以缓解腹胀，增强胃肠蠕动。

排泄方面，照护者应鼓励产妇自行排尿，减少导尿管滞留时间，避免尿路细菌感染及交叉感染；鼓励产妇按正常节奏及时排尿排便，以避免尿潴留和便秘。卫生清洁方面，照护者应提醒产妇注意保暖，谨防感冒、咳嗽引发切口撕裂，同时术后 2 周内选择擦浴的方式清洁身体，避免切口沾湿。活动方面，照护者可协助产妇调整至半卧位，协助其多翻身以促进恶露排出，这样有利于切口愈合；也可协助产妇调整至侧卧位，减轻切口的震动和牵拉痛；若产妇体力允许，鼓励其尽早下床活动；若 10 天后恢复良好，可进行健身锻炼指导。

2. 瘢痕照护

瘢痕是指切口修复过程中留下的痕迹，一般 2 ~ 3 周后切口结痂，瘢痕增生突出于皮肤表面，质硬，呈红色或紫色，3 ~ 6 个月后瘢痕变平变软，呈暗褐色。

（1）瘢痕刺痒的原因

瘢痕刺痒常在产后 3 ~ 6 个月后出现，天气变化或大量出汗易引发瘢痕疼痛和奇痒，随着时间的延长刺痒逐渐消失。瘢痕是皮肤外观形态和组织病理学改变的产物，瘢痕内的神经末梢能敏锐地感知空气中温度和湿度的变化，并以痛和痒为信号告知产妇。尤其是夏天，天气炎热，出汗多，汗液中的盐分会进一步刺激瘢痕内的神经末梢，使产妇奇痒难耐。

（2）照护要点

照护者嘱产妇切口结痂后需待自然脱落，勿强行揭痂，以免刺激切口，引发痛痒；平时注重瘢痕清洁，及时擦去汗液，避免阳光直射切口导致色素沉着；多吃改善皮肤代谢功能的食物，如水果、肉皮、鸡蛋等，忌吃刺激切口的食物，如葱、蒜、辣椒等。当瘢痕刺痒难耐时，可适当涂抹糖皮质激素类乳膏或瘢痕止痒软化乳膏，勿抓挠瘢痕或用衣物摩擦。

3. 束缚带的使用

束缚带可固定保护切口，避免咳嗽、大笑、恶心、呕吐等动作引发切口撕裂，缓解术后疼痛，促进切口愈合，同时有利于体型恢复。

（1）操作步骤

以白色纱布束缚带为例，照护者取物品置于床旁，告知产妇操作目的，嘱产妇平躺；将产妇腰两侧的赘肉向中间拢，将下腹部的赘肉往上拢，按住赘肉，从一侧胯部开始缠绕纱布，经过耻骨和尾椎骨位置，缠绕一圈半后至另一侧胯部，一手翻转束缚带，另一手往上扶提赘肉，扯平束缚带后继续缠绕一圈半，再翻转，如此在下腹部共缠绕六圈，翻转四次；紧接着一手向上拨动赘肉，另一手将束缚带往上提 1 厘米，螺旋式缠绕上升至肚脐眼上横三个手指的高度，将角掖入其他层中固定束缚带，如图 1-2-8a 所示；最后协助产妇整理衣物，调整至舒适体位。此外，还有剖宫产专用束缚带，如图 1-2-8b 所示，使用方法参考说明书。

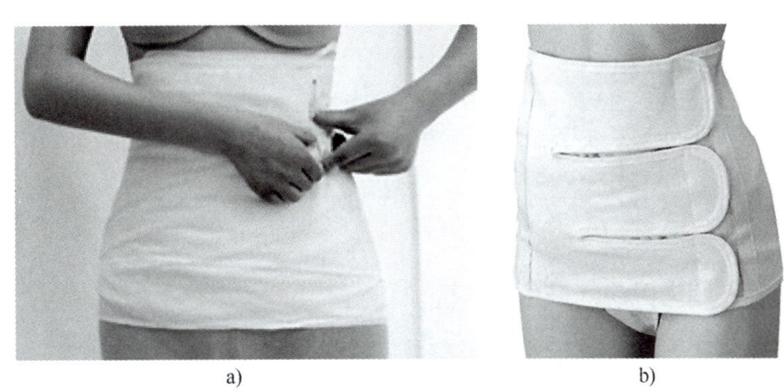

a)　　b)

图 1-2-8　束缚带的使用

a）白色纱布束缚带　b）剖宫产专用束缚带

（2）照护要点

剖宫产后 1 周，确保切口愈合后再使用束缚带；束缚带必须紧贴皮肤，但不要束缚过紧，位置切勿过高，以免影响呼吸；操作时注意保暖。照护者应鼓励产妇长期坚持使用束缚带，晚间睡觉时也可使用。

思考与练习

1. 简述协助产妇进行会阴热湿敷的方法及照护要点。
2. 简述瘢痕刺痒的原因。

课题三
产妇常见病症照护

能力目标

- 能知晓产妇常见病症产生的原因。
- 能通过临床表现观察辨别产妇常见病症。
- 能正确开展对产妇常见病症的防范与照护。

胎儿娩出后，产妇进入产褥期，生命体征和生殖器官逐渐恢复或接近至未孕状态。其间，产妇身体虚弱，生理变化显著，可能因各种原因引发病理改变，影响其身心康复。本课题主要介绍产褥感染、产后出血、急性乳腺炎、产后抑郁症的病因、临床表现及防范与照护。

一、产褥感染

产褥感染是常见的产后严重并发症之一，是指产妇在分娩期及产褥期病原体感染生殖道引发的局部甚至全身的炎性变化。

1. 病因

（1）触发因素

触发因素是指削弱产妇生殖道及全身防御能力的因素，包括妊娠晚期性生活、分娩过程及产后出血、产妇贫血等。其中，剖宫产产程延长，产妇抵抗力降低，是促发产褥感染的重要因素之一。

（2）病原体感染

产妇阴道生理系统复杂，容易滋生病菌，常见的病原菌有衣原体、大肠杆菌、凝固酶阴性葡萄球菌等。根据感染的来源，可将产褥病原体感染分为内源性感染和外源性感染。内源性感染是指产妇生殖道或其他部位因分娩后内环境改变、频繁的阴道检查、妊娠时胎儿监测、静脉血栓形成等诱因致病。外源性感染是指产妇因接触被污染的用具、阴道有异物、产褥期不注意卫生等诱因致病。局部感染可扩散到子宫旁组织。

2. 临床表现

产褥感染的三大症状为发热、恶露变化和腹痛，其中典型先兆是发热，体温可达 40 ℃，伴头痛、寒战及情绪焦躁，常发生在产后 1 ~ 10 天，可持续 2 天。产褥感染的临床表现有外阴伤口感染、急性阴道宫颈炎、子宫肌炎、血栓性静脉炎等，炎症反应程度和感染部位不同，引起的表现也不同。例如，产妇外阴伤口感染时，感染部位常见红肿、灼热、脓性分泌物，伴硬结、压痛、疼痛或低热，深部脓肿可引发高热。

3. 防范与照护

（1）健康指导

避免触发因素，临产前 2 个月避免性生活，分娩期避免滞产、胎膜早破、产道损伤等。加强营养摄入，提高免疫力。切断感染途径，如注重妊娠期和产褥期卫生清洁。

（2）病症照护

照护者应做好隔离工作，防止交叉感染；观察产妇病情并做好记录，根据医嘱给予支持治疗，保持水、电解质平衡，纠正贫血，增加维生素、蛋白质的营养补充。此外，照护者需耐心解释产褥感染的诱因及处理方法，并根据产妇的心理状况给予其相应的心理疏导。

二、产后出血

产后出血是分娩期的严重并发症之一，是指胎儿娩出后 24 小时内产妇失血超过 0.5 升，或剖宫产后失血超过 1 升。

1. 病因

（1）子宫收缩乏力

产妇身体虚弱、精神焦虑、子宫缺陷、胎儿超重等原因易导致生产后子宫收缩乏力，引起产后出血。

（2）胎盘因素

生产时胎盘剥离不充分，易产生粘连、植入、滞留、嵌顿现象，引发产后出血。

（3）软产道损伤

软产道损伤包括外阴、阴道、阴蒂、子宫等裂伤，常发生于会阴保护欠妥、助产操作欠妥、巨大儿分娩、软产道组织弹性差等情况。

（4）凝血功能障碍

产妇本身患有凝血功能障碍性疾病，或妊娠并发症引起凝血功能障碍，均可导致产后出血。

2. 临床表现

产后出血原因不同，临床表现也不同。产妇因子宫收缩乏力持续出血时，血色暗红伴有血块，产妇面色苍白、血压下降、头晕心慌。产妇因胎盘因素出血时，阴道大量出血。产妇因软产道损伤出血时，血液鲜红能自凝。有凝血功能障碍且分娩前有全身性出血倾向的产妇，血液凝结缓慢，不易止血。

3. 防范与照护

（1）健康指导

督促孕妇积极开展孕期保健，定期进行产前检查。对于高危妊娠者，要嘱其及时预防和接受治疗；有凝血功能障碍者，建议治疗后再妊娠。

（2）病症照护

照护者应了解产妇孕产史，熟悉产程进展和产后出血量；通过监测生命体征、子宫收缩及阴道出血情况，确保会阴或腹部切口无异常，若有异常及时反馈医生；遵医嘱给予子宫收缩药，配合按摩子宫、鼓励新生儿吸吮乳头等方式促进子宫收缩；通过加强营养摄入的方式积极纠正贫血，提高产妇抵抗力；通过给予更多关爱、鼓励其表达自身感受的方式，减轻产妇心理负担。

三、急性乳腺炎

急性乳腺炎是指以金黄色葡萄球菌为主要致病菌的乳房急性炎症，多发于产后3～4周。

1. 病因

（1）触发因素

产妇出现乳头凹陷、乳头过小或部分乳腺管阻塞等发育不良现象，易导致乳汁淤积，引发细菌感染。

（2）感染途径

产妇不注重卫生清洁，乳头不洁、乳头皲裂等引发炎症；患口腔炎的婴幼儿口含乳头，引发产妇急性乳腺炎。

2. 临床表现

致病菌感染乳房后，早期患处会形成蜂窝组织，出现红、肿、热、痛症状；急性期产妇可出现寒战、高热、炎症加剧现象，伴波动性疼痛、淋巴结肿大；后期可形成脓肿，脓肿向外破溃，脓液从皮肤或乳头排出，脓肿向内穿透可形成乳房后脓肿，局部有深压痛。

3. 防范与照护

（1）健康指导

正确哺乳，形成良好的哺乳卫生习惯，巧用吸奶器纠正乳头内陷；哺乳前后用温水清洗乳头，以保持乳房清洁；注意婴幼儿口腔卫生，纠正口含乳头睡觉的不良习惯；若产妇乳头皲裂或破损，应使用吸奶器吸取乳汁，避免受伤的乳头感染致病菌。

（2）病症照护

照护者应嘱产妇及时排空乳汁，暂停患侧乳房哺乳；选用宽松的内衣，采用局部理疗、遵医嘱服用抗生素等方式促进炎症消散。此外，照护者需密切关注产妇生命体征，定时测量脉搏、体温，必要时采用物理降温，防止体温异常升高。

四、产后抑郁症

产后抑郁症是以产褥期内产妇情绪抑郁、对活动缺乏兴趣为特征的一种疾病。产后抑郁症一般在分娩后 2 周内发作，可持续几周至一年，甚至更久。

1. 病因

（1）分娩因素

分娩期出现滞产、难产、并发症等，可造成产妇生理和心理应激，引发心理失衡，分娩后体内各种激素水平急剧变化也会加重产妇的心理问题。

（2）环境因素

环境因素如亲人离去、夫妻不和睦、缺乏长辈关爱、经济条件欠佳等，均可导致产后抑郁症。尤其是遇事悲观、易焦虑的产妇，在不良社会因素的刺激下，更易出现抑郁状态。

（3）遗传因素

遗传因素是潜在因素，有精神类疾病家族病史的产妇产后患抑郁症的概率较其他产妇高。

2. 临床表现

思想情绪方面，产妇常表现为恐惧、沮丧、焦虑，过分担忧自身及婴幼儿健康，易自暴自弃、自罪自责，觉得生活无意义；行为举止方面，产妇易激惹，常伤心流泪，对他人充满敌意，夜间病情加重，严重者失去生活自理及照顾婴幼儿的能力，甚至精神错乱或陷入嗜睡状态。

3. 防范与照护

（1）健康指导

在孕期，照护者可提前对孕妇开展母婴知识宣教，如介绍孕产期常见的生理变化、易产生的问题及应对措施等。照护过程中，照护者还需熟悉产妇的病史，加强对有抑郁症家族史或个人史、有产后并发症、有难产或剖宫产等情况的产妇的关注。注意观察产妇日常行为和情绪状态，适时对产妇的心理问题进行疏导。

（2）病症照护

照护者需为产妇创造安全、舒适的生活环境，认真倾听产妇的心声，减轻产妇的心理负担，帮助其顺利适应角色变化；指导产妇照顾新生儿，帮助其疏导不良情绪及心理压力；同时要警惕患抑郁症产妇的自我伤害性行为，必要时建议产妇定期接受正规的心理治疗。

思考与练习

1. 简述产褥感染的照护要点。
2. 简述产后出血的原因。

模块二
婴幼儿生活照护

婴幼儿包括婴儿和幼儿，1 ~ 12 个月是婴儿期，包括新生儿期（剪断脐带至出生后 28 天），1 ~ 3 岁是幼儿期。婴儿期是人一生中生长发育最快的时期，也是完成子宫内到子宫外生活的过渡期。幼儿期是养成良好饮食习惯的关键时期，是完成从以母乳为营养到以其他食物为营养的过渡期。婴幼儿照护的主要目标是最大限度地保护婴幼儿，确保婴幼儿的安全和健康，促进婴幼儿在身体发育、动作、语言、认知、情感与社会性等方面的全面发展。本章主要介绍婴幼儿的喂养照护、排泄照护、沐浴照护、抚触照护、睡眠照护及安全与卫生照护的方法和注意事项。

课题一 婴幼儿喂养照护

能力目标

- 能知晓婴幼儿常见的喂养方法及具体操作。
- 能正确开展特殊情况下婴幼儿的喂养照护。
- 能正确进行婴幼儿辅食添加照护。

婴幼儿生长发育迅速，对各类营养素需求较高，但同时胃容量小、消化能力较弱。婴幼儿的营养用于维持基础代谢和促进生长发育的能量消耗，科学喂养对婴幼儿的健康成长至关重要。

一、婴幼儿常见的喂养方法

婴幼儿常见的喂养方法有纯母乳喂养、人工喂养和混合喂养。无论采取哪种喂养方法，都应保证给予婴幼儿充足的营养。

1. 纯母乳喂养

纯母乳喂养是指 6 个月以内的婴儿只吃母亲的乳汁，未添加任何其他乳制品及动物乳汁的喂养方式。母乳是婴幼儿最理想的食物，是最适合 6 个月以内婴儿生长的天然营养品。

（1）母乳喂养的优点

1）提供足够的营养：母乳中所含蛋白质的成分和比例会随着婴幼儿的成长做相应的改变，以适应婴幼儿不同时期的需要。母乳中所含乳蛋白和酪蛋白的比例最符合婴幼儿需要，能够保证氨基酸完全代谢，而不会积累过多的苯丙氨酸和酪氨酸。另外，母乳中的半胱氨酸和氨基牛磺酸含量较高，有利于促进婴幼儿智力发育。

2）保护婴幼儿健康：母乳中含有多种免疫成分，能增强婴幼儿抗病能力，尤其是初乳和过渡乳中含有丰富的分泌型 IgA，能增强婴幼儿呼吸道抵抗力。母乳中的乳糖有助于乳酸杆菌和双歧杆菌生长，乳铁蛋白能有效抑制大肠杆菌生长，从而起到保护肠黏膜、增强肠道抵抗力的作用。此外，母乳喂养简洁、方便、及时，奶水温度适宜，也减少了婴幼儿细菌感染的风险。

3）增进母婴情感：母乳喂养能使婴幼儿感受到更多的母爱，增进母婴情感，增加婴幼儿安全感。

4）有利于产妇产后恢复：母乳喂养可以促进产妇子宫恢复，减少产后出血，降低产妇患乳腺癌和卵巢癌的风险，帮助产妇尽快恢复体型。

（2）母乳喂养的姿势

1）侧卧式哺乳姿势：产妇身体侧卧在床，婴幼儿侧身和产妇面对面，腹部贴在一起，婴幼儿的嘴和产妇的乳头保持水平，如图 2-1-1 所示，还可用枕头支撑婴幼儿后背。此种姿势适合剖宫产产妇，可以避免压迫伤口，同时有利于产妇夜间哺乳。

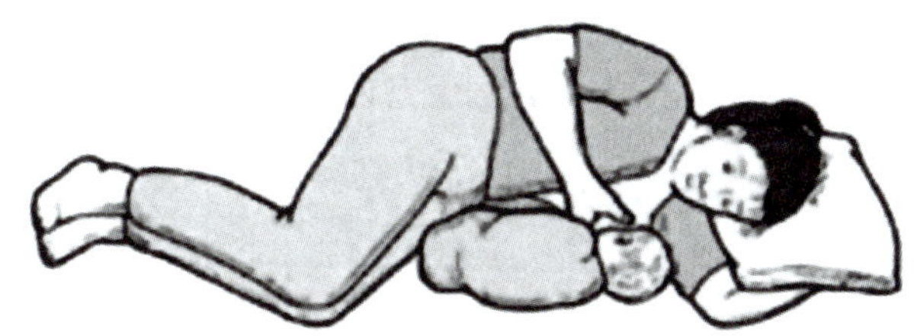

图 2-1-1　侧卧式哺乳姿势

2）橄榄球式（环抱式）哺乳姿势：产妇采取舒适的坐位，将婴幼儿夹在一侧手臂下，用枕头托住婴幼儿身体，前臂支撑婴幼儿背部，婴幼儿面向产妇，紧挨着产妇身体，婴幼儿的嘴和产妇的乳头保持水平，产妇用另一只手固定乳房，将乳头放入婴幼儿嘴里，如图 2-1-2 所示。此种姿势适合剖宫产及产妇乳房过大、婴儿太小或双胞胎等情况。

3）摇篮式（横抱式）哺乳姿势：产妇采取舒适的坐位，用肘关节内侧支撑婴幼儿的头部，用枕头托住婴幼儿身体，使婴幼儿的腹部紧贴产妇的身体，产妇用另一只手托起乳房，将乳头放入婴幼儿嘴里，如图 2-1-3 所示。此种姿势最常见，适合顺产的产妇。

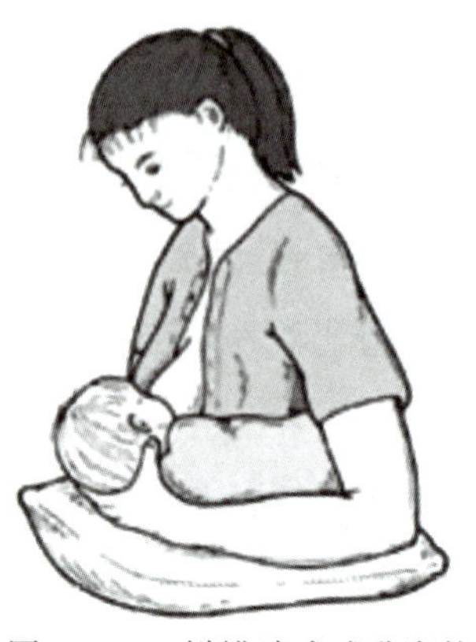

图 2-1-2　橄榄球式哺乳姿势

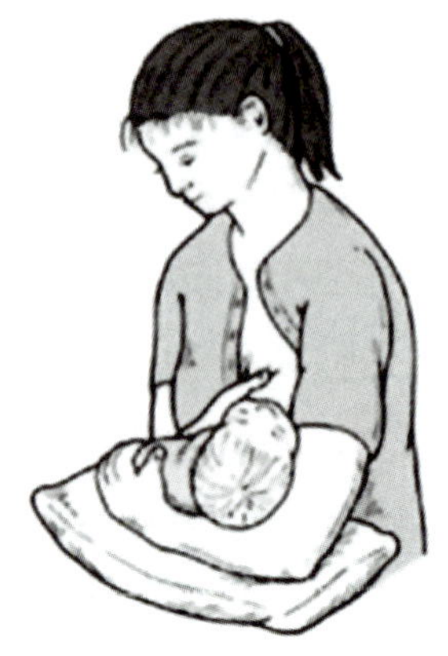

图 2-1-3　摇篮式哺乳姿势

4）交叉式哺乳姿势：产妇采取舒适的坐位，双腿上垫一个枕头，一只手从下面握住婴幼儿的头枕部，手腕尽量保证在婴幼儿两肩胛之间，拇指和其余四指分开，分别贴在婴幼儿头部两侧的耳后，如图 2-1-4 所示。此种姿势有助于婴幼儿含接乳头，适合吸吮困难和出生时体重较小的婴幼儿。

（3）婴幼儿正确的含接姿势

正确的含接和有效的吸吮是母乳喂养成功的关键。产妇常采用“C”字形手法托乳房，如图 2-1-5 所示：拇指置于乳房上方，其余四指置于乳房下方，托住整个乳房，手指尽量远离乳晕。不要用手夹着乳头往婴幼儿嘴里放，否则会堵住乳头上下的乳腺管，影响婴幼儿吸吮。

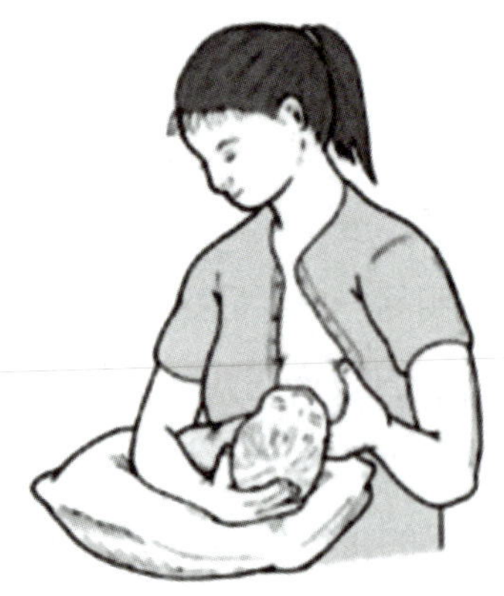

图 2-1-4　交叉式哺乳姿势

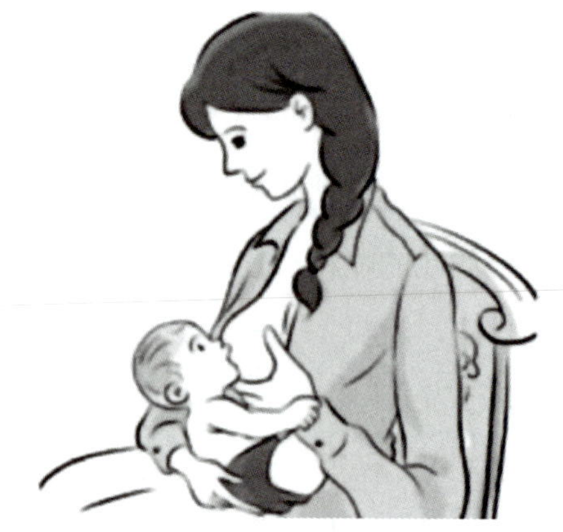

图 2-1-5　“C”字形手法托乳房

产妇用乳头刺激婴幼儿的嘴巴，当婴幼儿的口张到足够大时，将乳头及大部分乳晕放在婴幼儿口中。婴幼儿的嘴唇应包住乳头和乳晕，下巴紧贴乳房，如图 2-1-6 所示。

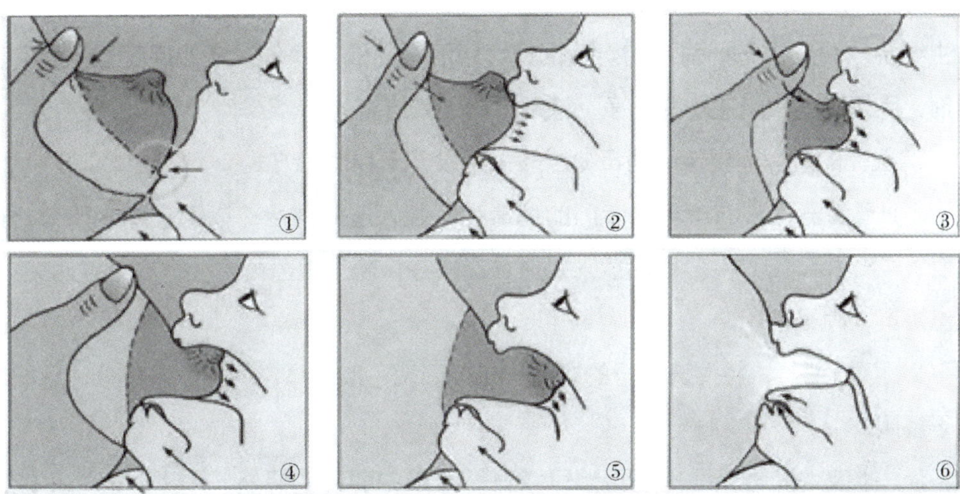

图 2-1-6　婴幼儿正确的含接姿势

婴幼儿正确的含接姿势有以下几个要点：嘴张得很大，下唇向外翻；舌头呈勺状，环绕乳晕；面颊鼓起呈圆形；口腔上方有更多的乳晕；慢而深地吸吮，有时突然暂停；能看到或听到吞咽。

哺乳结束时，用一只手轻压婴幼儿下巴，待婴幼儿自然松嘴后拔出乳头，然后挤出几滴乳汁涂抹在乳头周围，在乳头上形成保护膜，以预防乳头皲裂发生或促进乳头皲裂愈合。

（4）母乳喂养的注意事项

1）喂养时避免奶水太急，以免发生呛奶。

2）喂养过程中，注意防止乳房堵住婴幼儿鼻孔而发生窒息。哺乳后应将婴幼儿竖抱，用空心掌轻轻拍打其后背，婴幼儿打嗝后再让其躺下。

2. 人工喂养

人工喂养是指产妇因没有母乳或各种原因不能进行母乳喂养时，只能选择牛、羊配方乳或其他代乳品喂养婴幼儿的方法。人工喂养虽略显复杂，但只要细心，同样可以达到较好的喂养效果。

（1）奶具的选择、清洗和消毒

尽量选用与产妇乳头相似的奶嘴，如异戊二烯胶、硅胶制成的奶嘴没有橡胶味，婴幼儿一般容易接受。玻璃奶瓶内壁光滑，容易清洗和消毒，最适合婴幼儿。市面上安全塑胶 PPSU（聚亚苯基砜树脂）材质的奶瓶也可以选择。

每次喂完奶后都要立即清洗奶具，特别是夏季，天气炎热，奶液容易发酵变质、滋生细菌。清洗时先把残余的奶液倒掉，用清水冲洗干净，或者使用安全无毒的清洁剂，用奶嘴刷和奶瓶刷刷干净，特别是瓶颈和螺旋处。

清洗完的奶具需要定时消毒，一般采用以下三种消毒方式：

1）煮沸消毒：准备一个专门的消毒锅，装入适量清水（以完全淹没所有奶具为度），水煮沸 5 ~ 10 分钟后放入奶瓶、奶嘴等，盖上锅盖再煮 3 ~ 5 分钟后关火，取出奶具，晾干备用。

2）蒸汽消毒：将清洗干净的奶嘴、奶瓶口朝下放入蒸汽锅内，蒸数分钟后取出晾干备用。

3）微波炉消毒：适用于直接可以在微波炉中消毒的奶瓶。消毒时奶瓶不能盖盖子，可在奶瓶中加入七分满的水，奶嘴放入加有水的容器中，用高火加热 1 分钟左右即可。

（2）配方奶的冲调步骤

照护者将双手清洗干净，保证卫生；向奶瓶中倒入 40 ~ 60 ℃的温水，根据婴幼儿的食量，用奶粉罐自带的奶粉勺舀取奶粉，用刮勺板刮平后倒入奶瓶；然后拧紧奶嘴，盖上瓶盖，轻轻滚动摇匀（要左右滚动匀速摇晃，切忌上下摇晃）；将奶瓶倒置，在手腕处滴几滴奶液测试温度，成人感觉不烫即可，奶液滴落的速度以不急不慢为宜。

（3）人工喂养指导

1）喂养前准备工作：喂奶前要给婴幼儿换好尿布。

2）人工喂养的正确姿势：喂养者选择舒适坐姿坐稳，一只手把婴幼儿抱在怀里，让婴幼儿上身靠在成人的肘腕，成人的手臂托住婴幼儿的臀部，使婴幼儿整个身体约呈 45° 倾斜，另一只手拿奶瓶，用奶嘴轻触婴幼儿嘴巴，婴幼儿张口时将奶嘴塞入其嘴巴，使其吸吮。

（4）人工喂养的注意事项

给婴幼儿喂奶时，奶瓶的倾斜角度要适当，要让奶液充满整个奶嘴，避免婴幼儿吸入过多空气；不要把尚不能坐的婴幼儿放在床上，让其独自躺着喝奶而成人长时间离开，以免婴幼儿呛奶，引起窒息；给婴幼儿喂完奶后，不能马上让其躺下，应将其竖直抱起，靠在成人肩上，用空心掌轻拍后背，让其打嗝，排出胃内空气，以免吐奶。配方奶尽量现配现用，一次未食用完的配方奶可放冰箱冷藏，并在 24 小时内用完。人工喂养时，由于配方奶中蛋白质和盐较多，因此在炎热的夏天或者两顿奶之间可以喂适量的温水，以满足代谢的需要。

3. 混合喂养

混合喂养是指由于各种原因导致产妇母乳分泌不足，不能满足婴幼儿生长发育需要而造成婴幼儿体重增长缓慢时，在母乳的基础上增加配方奶或其他乳制品的喂养方法。混合喂养的方法主要分为补授法和代授法两种。

（1）补授法

每次先喂母乳，有多少母乳吃多少母乳，然后再添加适量的配方奶。补授法一般适用于 6 个月以内的婴儿。其特点是婴幼儿先吸吮母乳，使产妇乳房按时受到刺激，保持乳汁的分泌。

（2）代授法

一次喂母乳，一次喂配方奶，轮换间隔喂养。代授法适用于 6 个月以上的婴幼儿。这种喂养方法容易使母乳减少，但逐渐用配方奶、稀饭、烂面条等代授，可培养婴幼儿的咀嚼习惯，为日后断奶做准备。

二、特殊情况下婴幼儿的喂养照护

母乳是婴幼儿的最佳食物。然而，当婴幼儿、产妇处于某些特殊情况时，需要权衡利弊，对喂养方法做出必要的调整。

1. 产妇特殊情况的喂养

（1）疾病

产妇患有严重的传染病如肝炎、结核病、艾滋病等，且医生诊断不能哺乳时，必须停止母乳喂养，选择人工喂养，以免传染给婴幼儿。产妇患有消耗性疾病如心脏病、肾病、糖尿病等时，可根据医生的诊断决定是否哺乳。一般情况下，产妇患有上述消耗性疾病但仍能分娩时，就能哺乳，但要注意营养和休息，根据身体情况适当缩短母乳喂养的时间。产妇出现严重的乳头皲裂或患有严重的乳腺炎时，应暂停哺乳，及时治疗，以免加重病情，治疗期间可使用吸奶器将乳汁吸出。

（2）药物

产妇感冒、发烧，患精神病、癫痫等疾病，不得不服用药物时，应停止哺乳，待身体痊愈停药后再哺乳。但应注意每天按哺乳时间把乳汁吸出，保证每天吸出 3 次以上，吸出的乳汁不可给婴幼儿食用，以免其中的药物成分给婴幼儿带来不良影响。产妇也可遵医嘱选择影响较小或无影响的药物，以便继续哺乳。由于碘能进入乳汁，有损婴幼儿甲状腺功能，故产妇进行放射性碘治疗期间应暂停哺乳，待治疗结束，乳汁中放射性物质达到正常水平后，方可继续哺乳。

（3）其他

产妇在哺乳期间应避免接触有害物质及远离有害环境，已接触者必须停止哺乳。

2. 婴幼儿特殊情况的喂养

婴幼儿患有苯丙酮尿症时，需要食用特殊的不含苯丙氨酸的婴儿配方奶。婴幼儿患有半乳糖血症时，需要食用特殊的不含半乳糖的婴幼儿配方奶。婴幼儿患有枫糖尿症时，需要食用特殊的不含亮氨酸、异亮氨酸、缬氨酸三种氨基酸的婴幼儿配方奶。当婴儿患有母乳性黄疸时，应根据具体情况采取相应的措施。母乳性黄疸分为早发型和晚发型。早发型母乳性黄疸多是因为产妇开奶晚，母乳喂养次数少，同时婴儿胃肠功能尚未完善，蠕动不够，肠道菌群建立晚，导致婴儿大便延迟排出，体内胆红素堆积引起。早发型母乳性黄疸一般出现在婴儿出生后的 3 ~ 4 天。建议婴儿出生后早接触、早吸吮、早开奶、勤喂奶，以避免罹患早发型母乳性黄疸。晚发型母乳性黄疸常常由母乳中的某些影响婴儿体内胆红素分解代谢的成分引起。如果此时婴儿黄疸的程度较轻，则可以继续母乳喂养，但需要定期复查胆红素情况；如果此时婴儿黄疸的程度较重，建议暂停母乳喂养几天，待黄疸稍微减退后再进行母乳喂养。晚发型母乳性黄疸一般出现在婴儿出生后的第 10 天左右，持续时间长，可能在出生 2 ~ 3 个月后症状才逐渐消失。

若婴儿患有先天性唇腭裂，口腔没有办法完全闭合，则其吸吮、咀嚼、吞咽等功能都会受到影响，容易出现喂养困难、呛奶甚至鼻腔反流等严重情况。此类婴儿容易发生呼吸系统感染，而母乳中含有免疫成分，没有特殊情况更应该坚持母乳喂养，提高免疫力。在母乳喂养时，产妇可以适当用手挤压乳房，帮助乳汁排出；在婴儿每次吸完奶后，产妇应使用吸奶器把乳房剩余的乳汁吸出，用滴管喂给婴儿。

3. 早产儿的喂养

早产儿又称未成熟儿，是指胎龄已达 28 周而不足 37 周的活产婴儿。其出生体重大部分在 2 500 克以下，头围在 33 厘米以下，身长不足 47 厘米，指甲未达指、趾端，足底纹理少，头发细而乱等。早产儿的器官功能和适应能力较足月儿差，死亡率远远高于足月儿，因此应给予早产儿特殊照护。

早产儿最好选择母乳喂养，母乳中的营养成分和免疫物质是任何代乳品都不能替代的。但是在母乳不足的情况下，也可以考虑选用早产儿配方奶进行人工喂养。为了满足早产儿的生长发育需要，提供足够的能量，一般使用母乳强化剂来实现早产儿的追赶性生长。若早产儿所有生长参数均达到校正月龄的 25%，即可不再使用母乳强化剂。

早产儿的喂养照护要点如下：

（1）喂奶方法

早产儿出生后先用5% ~ 10%的葡萄糖液喂养，每2小时喂养1次，每次1 ~ 3汤匙。尽量让早产儿练习用嘴吸奶，吸吮能力差的可将乳汁先吸出，再用滴管滴入其口内。注意动作要轻，不要让滴管划破婴儿的口腔黏膜。

（2）喂奶时间

体重小于 1 000 克的早产儿，产后 48 小时开始喂奶；体重为 1 000 ~ 1 500 克的早产儿，产后 36 小时开始喂奶；体重在 1 500 克以上的早产儿，产后 24 小时开始喂奶。

（3）喂奶次数

因早产儿消化能力差，胃容量小，但每日所需要的热量又不能少，所以要采取分次喂养的方法。体重低于 1 500 克的早产儿，每隔 2 小时喂奶一次；体重在 1 500 克以上的早产儿，每隔 3 小时喂奶一次。

（4）喂奶量

初次喂奶量不可过多。体重在 1 500 克以下的早产儿，开始喂奶量为 4 毫升；如果喂奶后反应较好，每次可增加 2 毫升，但每天最多增加 16 毫升。

需要注意的是，每次喂奶后最好让早产儿侧卧，避免吐奶引起窒息，早期还应补充维生素 A、维生素 D、维生素 E 制剂。

三、婴幼儿辅食添加照护

婴幼儿时期是人生长发育最迅速的时期，这一时期所需的营养不仅要维持机体代谢和补充身体消耗，还要满足生长发育的需要。如果营养供给不当，不仅会影响婴幼儿的生长发育，还会影响其以后的身心健康。一般婴儿出生 4 ~ 6 个月后，单纯的母乳或配方奶已经不能满足其生长发育的需要，必须及时为婴幼儿添加辅食，补充乳类食品中缺乏的营养，确保婴幼儿健康成长。添加辅食还可以锻炼婴幼儿咀嚼吞咽固体食物的能力，提高婴幼儿胃肠道消化功能，并为日后的断奶做准备。

1. 添加辅食的时机

当婴儿颈部可挺起，能自行坐起，并能像成人一样坐着进食，且舌头和嘴部肌肉控制能力也较为成熟时，可以尝试为其补充半流质液体。当婴儿看到别人吃东西会流口水、会很想吃，或者会用手抓东西放到嘴里，并表现出愉快的情绪时，说明其对奶以外的食物产生了兴趣。当用汤匙喂水或食物时，婴儿不会用舌头把汤匙顶出，说明可以添加辅食了。

2. 添加辅食的原则

（1）由少到多

一般情况下，母乳喂养的婴儿 6 个月可以开始添加辅食，人工喂养或混合喂养的婴儿 4 个月可以开始添加辅食。每种新食物都要从少量开始。最初添加辅食的时候，吃多吃少并不重要，而是要给婴儿一个适应和学习的过程。例如，蛋黄从 1/4 个开始添加，如果婴儿可以耐受，保持几天后可以增加至 1/3 个，然后逐步增加至 1/2 个或者 1 个。

（2）由一种到多种

每次只添加一种新食物，观察 3 ~ 5 天，如果婴儿大便、食欲正常，没有过敏现象，才可以再添加另一种新食物。例如，添加蛋黄的时候不能同时添加土豆泥，要等婴儿适应了蛋黄后才能再添加土豆泥。

（3）由稀到稠、由细到粗

在开始添加辅食的时候，为了适应婴儿的咀嚼能力，食物可以做得稀薄一些，让其更好地咀嚼、吞咽和消化。在婴儿适应之后，再慢慢改变食物质地，让其适应颗粒感的饭菜，养成咀嚼的习惯。例如，辅食的添加顺序可以是米粉→粥→烂米饭，肉泥→肉糜→肉末→肉丁。

（4）身体健康

应在婴儿健康、消化功能正常时开始添加辅食。当天气太热、婴儿患病或消化不良时，可延缓辅食添加。当婴儿身体不适、口味不佳时，可暂停辅食添加，待身体恢复后再逐渐添加。

3. 添加辅食的顺序

不同月龄的婴儿，辅食添加的种类和每日用量是不同的，具体见表 2-1-1。

表 2-1-1　婴儿辅食添加顺序

月龄	种类	每日用量
1 个月	鱼肝油（含维生素 A、维生素 D）	2 滴逐渐增加至 5 滴
	维生素 C	30 ～ 50 毫克
	钙片（按含钙量计算）	200 ～ 300 毫克
2 ～ 3 个月	菜汤、果汁、果酱、米汤	200 ～ 300 毫克
	鱼泥或鱼糊	3 ～ 6 汤匙
4 ～ 6 个月	米糊、奶糕、稀粥	1 ～ 2 汤匙
	蛋黄	由 1/4 个增加至 1 个
	菜末	2 汤匙至半小碗
7 ～ 9 个月	菜泥、土豆泥、胡萝卜泥	适量，加入米糊或粥中
	香蕉泥、苹果泥	适量
	粥、烂面条	小半碗
	饼干、馒头片	适量，从泥状到块状
	蒸鸡蛋羹	1 个鸡蛋
	肉末、肝泥	少量
10 ～ 12 个月	软饭、面条、鱼肉、肉块、带馅食物、豆制品、水果、鸡蛋	根据食欲及消化情况安排 2 ～ 3 顿或加 2 次点心

4. 添加辅食的注意事项

制作辅食时宜选用当地、当季的食物原料，忌给婴幼儿吃反季节的蔬菜或水果。最好现买现做现吃，食物必须煮熟煮透。在进行辅食加工时，因操作不当容易引发婴幼儿消化道感染、消化功能紊乱、代谢失调等，因此给婴幼儿制作辅食的砧板、刀具、餐具要与成人的分开，使用之前最好煮沸消毒。制作辅食时一定要剪短指甲、清洗双手，保证所有用具清洁干净。12 个月内婴儿的辅食不额外添加调料。盐和糖都是刺激性食物，不宜随意添加，过多摄入盐会损伤婴幼儿肾脏，糖则容易引起婴幼儿虚胖、龋齿、偏食等。添加辅食后要注意观察婴幼儿是否会对食物有过敏反应，如出现皮疹、腹泻、烦躁不安等。

思考与练习

1. 简述婴幼儿常见的喂养方法。
2. 简述婴幼儿添加辅食的原则。

课题二
婴幼儿排泄照护

能力目标

◆ 能知晓婴幼儿排泄的基本知识。
◆ 能正确进行婴幼儿排泄的清洁照护。
◆ 能正确训练婴幼儿，让其养成良好的排泄习惯。

婴幼儿皮肤娇嫩，防御能力比成人弱，排泄后如果不及时清理，会刺激臀部皮肤，造成不适或诱发尿布疹等病症。因此，婴幼儿的排泄照护十分重要。照护者应了解婴幼儿的排泄知识，并在婴幼儿排泄后及时清洁、更换纸尿裤（或尿布）等。3岁左右的幼儿可以有意识地控制肠道和膀胱肌肉，照护者要帮助幼儿控制大便和小便，训练其养成良好的排泄习惯。

一、婴幼儿排泄知识

1. 婴幼儿大小便的状况

（1）大便状况

大多数新生儿出生后 12 小时内开始排出胎便。胎便是由脱落的肠黏膜上皮细胞、吞下的羊水、胎毛和红细胞中血红蛋白的分解产物胆绿素等构成。胎便通常是深绿色、棕黑色或黑色，呈黏糊状，臭味淡。胎便一般在 3 ～ 4 天内排尽，随后粪便转为浅黄色。

母乳喂养的婴儿在出生后几周内，每天都会排便，有些会在每次喂养后排便，粪便一般以浅黄色糊状为主。

（2）小便状况

大多数新生儿出生后 24 小时内开始排尿，但尿量很少，全天尿量通常只有 10 ~ 30 毫升；小便次数也不多，颜色开始时较深，呈黄色且透明。随着吃奶量的增加，小便总量逐渐增加，小便次数也逐渐增多。

少数新生儿排出的小便略带砖红色，这是由尿酸盐沉积所致，属于正常现象，无须特殊处理，2 ~ 3 天后可逐渐消失。

2. 不同喂养方式的排泄次数

（1）纯母乳喂养

纯母乳喂养的婴幼儿每日排尿 10 次左右，每日排尿量为 250 ~ 500 毫升。由于乳汁成分容易消化，因此纯母乳喂养的婴幼儿便秘现象少，排便的次数会比人工喂养的婴幼儿多，每日排便 2 ~ 5 次，有时候可达 7 ~ 8 次，这些都是正常的生理现象，照护者不用过于紧张。婴幼儿精神状态良好，体重增长正常，粪便为均匀的软糊便，偶有细小乳凝块，呈金黄色，但没有明显的臭味，而是略带酸味，表明婴幼儿状态正常。

（2）人工喂养

人工喂养的婴幼儿每日排尿 8 ~ 10 次，每日排尿量为 250 ~ 500 毫升。人工喂养的婴幼儿由于奶粉中含有的乳凝块较多，因此大便容易成形，排便的次数会比纯母乳喂养的婴幼儿少，通常每日 1 ~ 3 次，而且大便略带酸味，没有明显的臭味。

（3）混合喂养

混合喂养的婴幼儿每日排尿 8 ~ 10 次，每日排尿量为 250 ~ 500 毫升。混合喂养的婴幼儿，其排便情况与人工喂养的婴幼儿相差不大，虽然大便可能没有人工喂养的婴幼儿容易成形，但每日至少排便 1 ~ 3 次，大便呈浅黄色或者略微深一些的黄色。

3. 辨别婴幼儿大小便的异常

（1）大便异常

婴幼儿如果大便呈绿色，且像稀水或蛋花汤一样，不均匀，有白色小块，同时每日排便次数增多，则可能消化不良。如果大便有酸味，泡沫很多，可能为碳水化合物消化不良；如果大便中皂块多或有脂肪颗粒，说明是脂肪消化不良；如果大便有明显的腐臭味，可能为蛋白质消化不良；如果大便呈鲜红色或颜色像柏油一样，提示可能是消化道出血；如果大便呈灰白色，提示可能是肝炎或胆道阻塞。

(2) 小便异常

如果婴幼儿尿液浑浊，尿色持续数天呈深茶色，排尿次数明显增多，但每次排尿量特别少，排尿因痛苦而哭闹时，应及时送医院就诊。

二、婴幼儿排泄的清洁照护

1. 准备工作

保持室温在 26 ~ 28 ℃，准备好婴幼儿专用湿巾、毛巾、水盆、温水、新的尿布或纸尿裤、护臀膏等。

2. 女婴清洁照护的步骤

(1) 解开纸尿裤（或尿布），擦去肛门周围残余的粪便，用温热的湿巾或洁净的湿棉柔巾擦洗小肚子各处，直至脐部。

(2) 用干净的湿巾或棉柔巾擦洗大腿根部所有皮肤褶皱处，由上向下、由内向外擦洗。

(3) 抬起婴幼儿双腿，清洁外阴部，由前往后擦洗，以免肛门处的细菌进入阴道和尿道，如图 2-2-1 所示。用干净的湿巾或棉柔巾清洁肛门，然后清洁臀部和大腿。

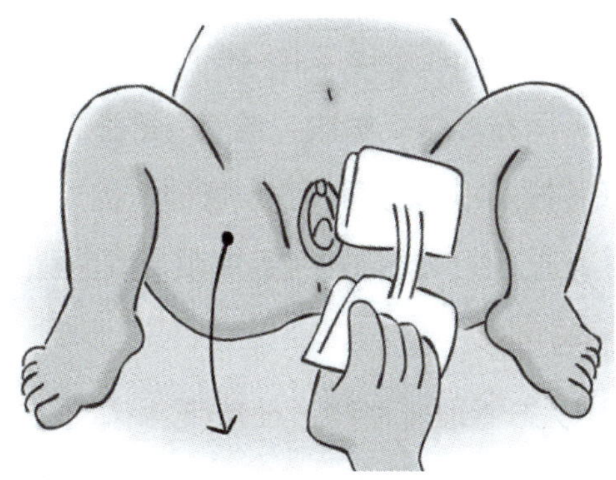

图 2-2-1　女婴清洁照护

(4) 用毛巾或纸巾抹干婴幼儿臀部。如果有红臀现象，可以等待自然晾干，再擦少许护臀膏以保护婴幼儿臀部。

3. 男婴清洁照护的步骤（见图 2-2-2）

(1) 解开纸尿裤（或尿布），将纸尿裤（或尿布）的前半片停留在阴茎处几秒，男婴常常在此时开始排尿，可以等其尿完再撤去纸尿裤（或尿布）。

（2）用左手抓住婴幼儿的两只脚踝向上拉起，用右手翻开纸尿裤，用相对洁净的纸尿裤（或尿布）内面擦去肛门周围残余粪便，然后用湿巾或棉柔巾擦洗臀部。

（3）擦洗脐部附近皮肤，再清洁大腿根部和外生殖器皮肤褶皱处，由里向外擦洗，用湿巾或棉柔巾清洁睾丸及阴茎周围。

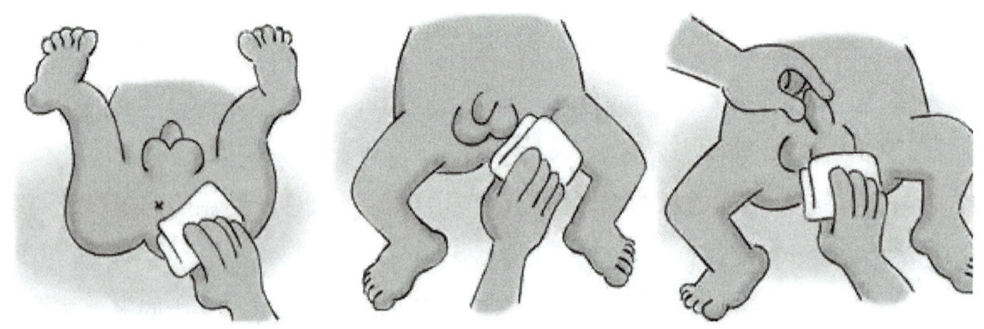

图 2-2-2　男婴清洁照护的步骤

三、婴幼儿排泄照护所需用品的选择与使用

1. 用品的选择

由于婴幼儿皮肤娇嫩，因此在选择排泄照护所需用品时一定要秉承安全、无毒、无添加的原则。纸尿裤、尿布要求高吸收、透气、舒适，棉柔巾、湿巾或纸巾要求柔软、无荧光剂、无纸屑等。市场上高、中、低档产品共存，在选择时注意产品包装标识齐全、产品本身清洁卫生，选择知名品牌和大型企业的产品。

2. 纸尿裤的使用与更换

若有排便情况，可以先清理排泄物。在放纸尿裤时，将有粘贴胶纸的一边置于婴幼儿臀部上方，纸尿裤上缘与婴幼儿腰际等高。把纸尿裤前片折到婴幼儿肚脐下方，再将两边粘贴胶纸根据婴幼儿腰围调整合适后粘扣，保证大腿根部的两边裤脚保留两指宽，以免粘扣太紧造成婴幼儿不适。纸尿裤的使用与更换如图 2-2-3 所示。

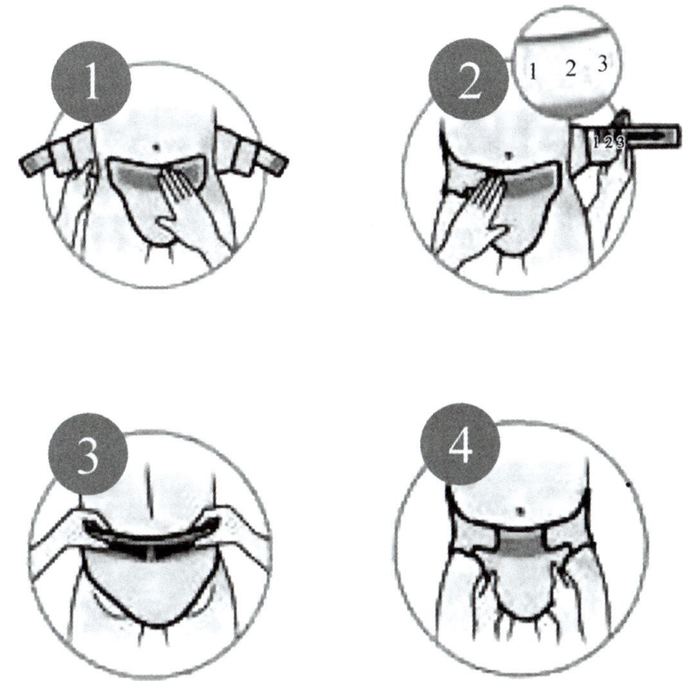

图 2-2-3　纸尿裤的使用与更换步骤

3. 尿布的使用与更换

若有排泄大便的情况，可以先清理排泄物。将折好的尿布推入婴幼儿臀部下面，使婴幼儿腰部与尿布的上缘平齐，然后在婴幼儿的两腿间提起尿布，盖住前面，先折叠左边，再折叠右边，覆盖中央叠层，用尿布带或别针固定。尿布的折叠与使用方法如图 2-2-4 所示。

四、幼儿排泄习惯训练

1. 婴幼儿排泄的生理特点

18 个月以前的婴幼儿，神经系统还没发展到可以完成“命令指示”的程度，通常幼儿要到 20 ~ 30 个月中枢神经系统才可以对负责排泄的括约肌有自主控制能力。不过考虑到不同婴幼儿的生理成熟时间存在差异，训练幼儿控制排泄没有绝对的时间规律。只有当幼儿具备下述三个条件，训练才有效：一是肛门和膀胱具有控制能力，二是对排便有自己的意识，三是能够听懂成人的口语提示。

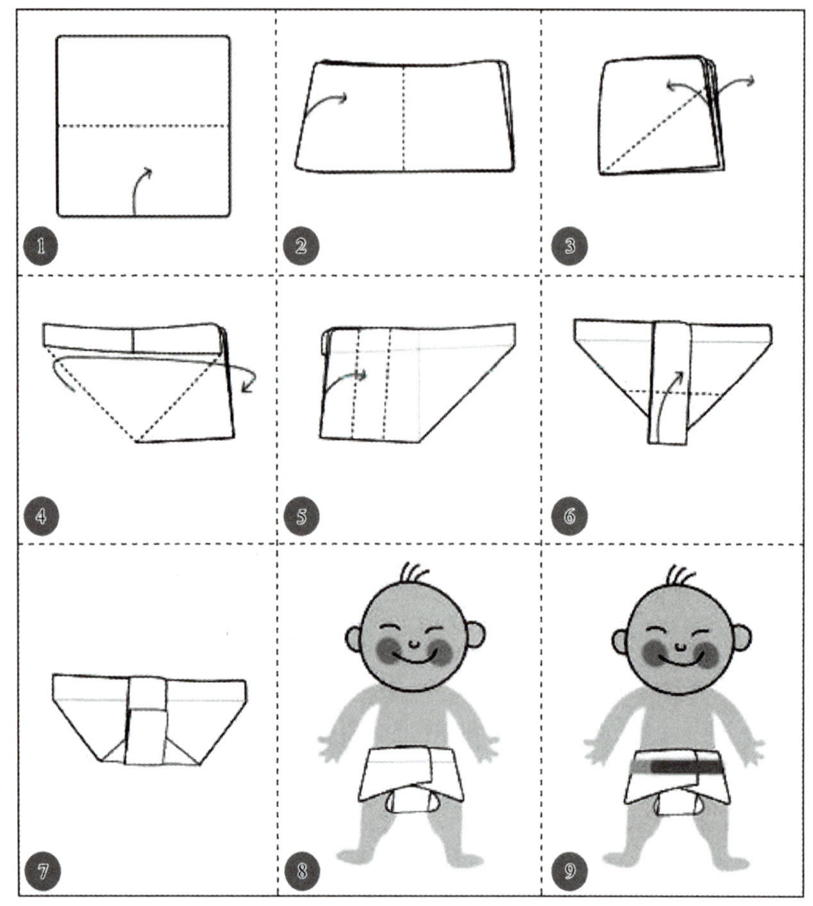

图 2-2-4　尿布的折叠与使用方法

一般来说，幼儿要到 2 岁以后才具备清楚的语言表达能力，并乐于接受排泄训练。通常，幼儿 2 岁左右可以在入睡后 2 ~ 3 个小时被唤醒进行坐盆排尿 1 次，男性幼儿可以在2岁以后逐步站立排尿。3岁到3岁半的幼儿基本具备排泄自理的条件，能自己表示便意，此时要训练幼儿自己脱裤子、坐盆排泄、擦屁股及穿裤子。照护者应鼓励幼儿尝试，逐渐培养幼儿的独立性和生活自理能力。

2. 训练幼儿排泄习惯养成的要点

照护者要利用幼儿喜欢模仿的特点，给幼儿做示范动作，引导幼儿逐步学习。只要幼儿有进步，就要给予鼓励和表扬；不要对幼儿反复、频繁地提出排泄要求，这样会干扰幼儿的活动和情绪，容易造成幼儿紧张、焦躁不安或逆反心理。注意观察幼儿的肢体动作，如某些想要大小便的幼儿会缩到安静的地方、停止玩耍、蹲坐，某些正在大小便的幼儿会抓住某个东西、发出声音、双脚交叉等。

3. 训练幼儿使用坐便器专心排便

在训练幼儿排泄期间，应选择合适的坐便器，并将坐便器放在固定位置，每次幼儿使用时要鼓励其专心，不要嬉戏，不要同时进食，要控制好时间，一般不超过 5 分钟。坐便器应选择简单的款式，以免幼儿注意力被转移，不能专心排便。

思考与练习

1. 简述婴幼儿排泄清洁照护的操作步骤。
2. 简述男婴排泄清洁照护与女婴排泄清洁照护的不同。

课题三
婴幼儿沐浴照护

能力目标

- 能知晓婴幼儿沐浴的目的。
- 能知晓婴幼儿沐浴的流程。
- 能正确进行婴幼儿沐浴照护。

婴幼儿皮肤娇嫩，防御能力差，新陈代谢旺盛，如果不经常沐浴，汗液及其他排泄物蓄积会刺激皮肤，容易发生皮肤感染。

一、婴幼儿沐浴的目的

1. 清洁皮肤

婴幼儿代谢旺盛，皮肤的褶皱处如颈部、腋下、腹股沟等如果不及时清洁，会藏有许多污垢；另外，皮肤破损还容易引起细菌感染。勤沐浴可以避免细菌侵入，保证皮肤健康。

2. 促进血液循环

沐浴不仅能对婴幼儿皮肤产生良性刺激，还能促进其全身血液循环，有利于新陈代谢。婴幼儿皮肤与水的全面接触可以改善其皮肤的触觉和对温度、压力的感知能力，对提高婴幼儿环境适应能力非常有益。

3. 观察全身情况

沐浴可以促使婴幼儿四肢活动，有利于评估全身体格，还可以及时发现婴幼儿皮肤表面的变化，同时有利于增进亲子关系。

二、婴幼儿沐浴的流程

1. 准备工作

（1）照护者准备

照护者修剪指甲，检查衣服口袋内有无坚硬尖锐物，取下手部饰品，清洁双手。

（2）沐浴用品准备

婴幼儿衣物、纸尿裤（或尿布）、浴巾、小毛巾、包被、专用沐浴液、无菌敷料（如消毒棉签、棉球）、护臀膏、浴盆（浴盆内水温在 36 ~ 38 ℃左右）等。

（3）环境准备

关闭门窗，室温调节至 24 ~ 28 ℃，室内光线柔和，防止地面湿滑，还可以播放音乐。

2. 操作方法

（1）照护者脱去婴幼儿的衣服和纸尿裤，露出其全身，裹上浴巾。照护者用左臂和身体轻轻夹住婴幼儿，左手托住婴幼儿头部，并用左手拇指、中指从耳后向前压住耳郭，使其反折，以盖住双耳，防止水流入耳内。

（2）照护者将洗脸专用的小毛巾沾湿，用其两个小角分别清洗婴幼儿眼睛，从眼角内侧向外轻轻擦拭；接着，用小毛巾的另一面清洗鼻子及口周、面部，小毛巾的另外两角分别清洗两个耳朵、耳郭及耳后；最后，用少许洗发液清洗头部，按摩头皮，用清水冲净后立刻用小毛巾擦干。

（3）照护者去掉浴巾，用左手握住婴幼儿左臂，让婴幼儿的头枕在照护者的左臂上；用清水打湿婴幼儿的上半身，右手用洗脸的小毛巾蘸少许沐浴液，让婴幼儿的头微微后仰，然后清洗颈部、前胸、腋下、腹部、手臂上下、手掌，注意皮肤褶皱处的清洗，最后用清水将泡沫冲洗干净。

（4）照护者用洗臀部的小毛巾蘸少许沐浴液，清洗婴幼儿的腹股沟、会阴部，换右手托住婴幼儿的左臂，让其趴在照护者的右臂上，清洗背部、臀部、下肢和足部。

（5）照护者用清水将婴幼儿的全身再冲洗一遍后，将其抱出浴盆，用大浴巾将其全身擦干，放在铺有干净床单的床上或桌子上，盖上小被子，准备做浴后照护。

婴幼儿的沐浴操作步骤如图 2-3-1 所示。

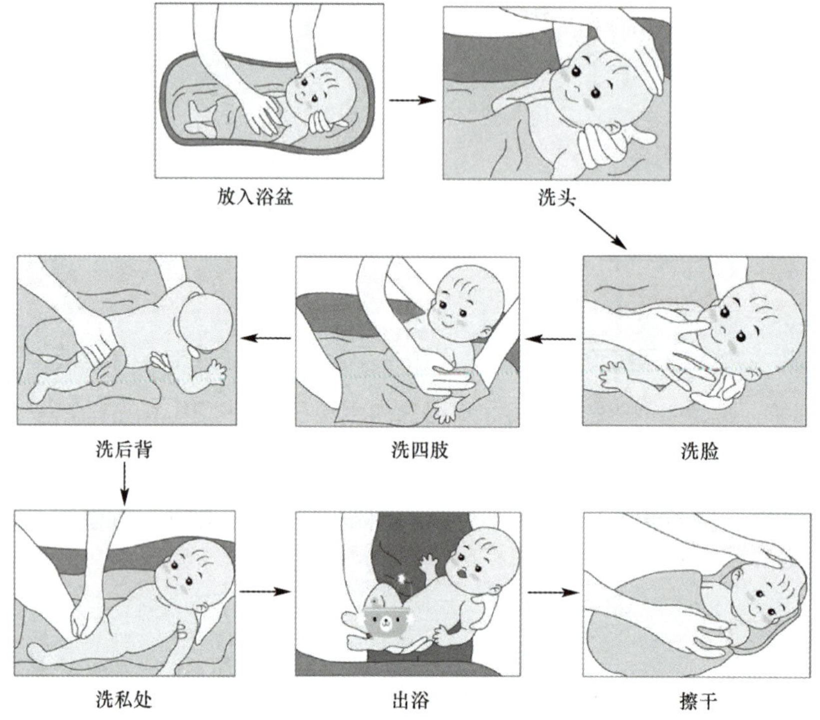

图 2-3-1 婴幼儿沐浴操作步骤

3. 沐浴后的照护

（1）皮肤

在皮肤褶皱处、颈下、腋下、肘弯、腹股沟处涂润肤露（或油类），在干燥的冬季可全身涂抹，然后穿上衣服和纸尿裤，防止着凉。有湿疹的婴幼儿在湿疹部位涂抹湿疹膏，有痱子的婴幼儿敷痱子粉。

（2）眼睛

可以用手轻轻地按摩婴幼儿的眼眶周围，这样有利于眼部肌肉的发育及泪囊管的通畅。

（3）耳、鼻、口

检查耳孔有无分泌物，若有则用棉签轻轻清除。鼻孔中若有鼻痂，影响婴幼儿呼吸或吃奶时，可用棉签蘸温开水轻轻擦拭，待痂变软后，轻轻按摩鼻翼两侧，鼻痂会自动排出。

（4）脐部

新生儿脐带 7 ～ 10 天会自然脱落。脐带脱落前，沐浴后要将脐带残端提起，用碘伏清理根部。脐带脱落后会有少许黏液或血迹，也要用碘伏涂抹消毒，直到干燥为止。脐带若处理不当，易引起脐炎，因此照护者要按照医生的要求每天对新生儿的脐部进行消毒照护。

三、婴幼儿沐浴的注意事项

1. 沐浴环境

沐浴室要干净整洁，注意门窗不能开得太大，特别是秋冬季，避免婴幼儿受凉，可以开暖风将温度调节至 24 ~ 28 ℃，地面应保持干燥，防止湿滑。沐浴室里可以装饰一些颜色鲜艳、造型可爱的沐浴玩具，增添婴幼儿沐浴的乐趣，以便其更好地配合照护者进行沐浴。

2. 沐浴用品的使用

0 ~ 6 个月的婴儿应选择定型浴盆，这种浴盆应用人体工学原理设计，能使婴儿非常舒适地躺在相应的位置，避免滑入水中。对于 6 个月以上的婴幼儿，可以选择普通的浴盆。由于婴幼儿皮肤娇嫩，在使用沐浴液、洗发液时，应选择由天然油脂制成的婴幼儿专用产品，不过 3 个月以下的婴儿应少用沐浴液、洗发液，尽量用清水洗，最大限度地减少对婴儿皮肤、眼睛的刺激。给婴幼儿沐浴擦洗要选择纯棉质地、吸湿性较好的毛巾、浴巾等。

3. 其他安全工作

沐浴应选择在婴幼儿喝奶后 1 小时左右进行，防止其吐奶、溢奶。沐浴时照护者动作要轻柔，沐浴过程中始终用手接触和保护婴幼儿，避免其受伤。沐浴时间不宜过久，防止水温降低引发感冒，建议整个沐浴时间控制在 5 ~ 10 分钟。

思考与练习

1. 简述婴幼儿沐浴的目的。
2. 简述婴幼儿沐浴的操作步骤。

课题四
婴幼儿抚触照护

能力目标

- 能判断婴幼儿抚触前的准备工作是否达到要求。
- 能掌握婴幼儿抚触各部位的操作方法和步骤。
- 能正确开展婴幼儿抚触照护。

有研究表明，抚触能够促进婴幼儿智力发育、增强抵抗力、安抚情绪、减少哭闹、改善睡眠、改善消化系统功能等，而且温暖舒适的抚触会增加婴幼儿的安全感。婴幼儿抚触前的准备工作至关重要，要在恰当的时机进行抚触，才能取得良好的效果。抚触的部位有面部、胸部、腹部、背部、四肢等，不同部位的抚触方法不同，要注意区别掌握。同时，抚触过程中要实时观察婴幼儿的反应，争取达到最好的效果。

一、婴幼儿抚触前的准备工作

为了让抚触达到更好的效果，避免对婴幼儿的健康造成不必要的损害，在进行抚触前要做好以下准备工作。

1. 环境准备

要选择在环境舒适的房间内对婴幼儿进行抚触，确保房间内干净整洁、安静舒适，温度不宜过高或过低，控制在 26 ℃左右。

2. 婴幼儿准备

切忌在婴幼儿过饱、过饿、过于疲劳的时候抚触，抚触的时间尽量安排在婴幼儿沐浴后或者喂奶后 1 小时为宜。抚触时要让婴幼儿处于最舒适的体位，如果婴幼儿喜欢音乐，还可以放些轻柔的音乐让其放松。

3. 照护者准备

照护者给婴幼儿做抚触前要做好自我放松，洗净双手，将指甲剪短并修整平滑，摘下手部所戴饰物，以免划伤婴幼儿。

二、婴幼儿抚触的操作方法和操作步骤

1. 面部抚触

面部抚触能够舒缓婴幼儿面部紧绷。婴幼儿仰卧在床上，照护者将双手搓热后，取适量的润肤油或婴幼儿润肤乳在手部涂抹均匀，双手大拇指指腹由婴幼儿前额中心处开始，对称性地向外轻推至太阳穴处，再用大拇指指腹由婴幼儿的下巴、下颌处向外、向上滑动，划出微笑状，如图 2-4-1 所示。

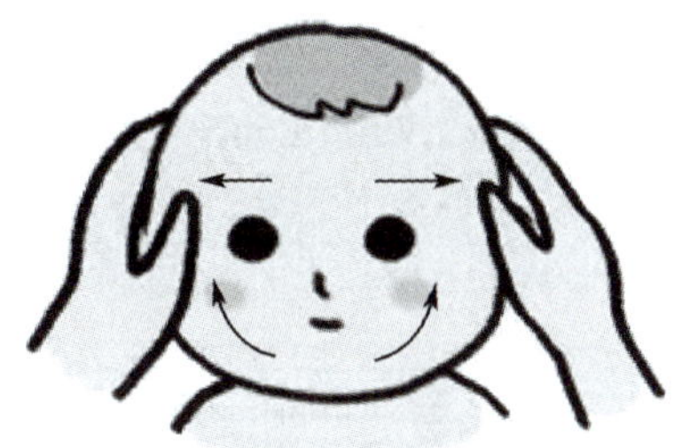

图 2-4-1　面部抚触

2. 胸部抚触

胸部抚触能够促进婴幼儿呼吸循环。婴幼儿仰卧在床上，照护者将右手食指和中指并拢，放在婴幼儿左侧肋缘，用指腹侧面轻轻向上滑向婴幼儿右肩肩峰，要注意避开婴幼儿的乳头，左手以同样的方法向对侧进行，就好像在婴幼儿的胸部画一个大叉，如图 2-4-2 所示。

3. 腹部抚触

腹部抚触有助于婴幼儿肠胃活动，防止胀气。婴幼儿仰卧在床上，照护者双手五指并拢，按顺时针方向按摩婴幼儿的腹部，要注意避开脐部，如图 2-4-3 所示。照护者也可以做“I LOVE YOU”式抚触，抚触时指腹从左向右，在婴幼儿左腹画英文字母 I，右腹画倒着的英文字母 L，然后再在整个腹部画一个倒着的英文字母 U，伴随着说“我爱你”，促进与婴幼儿情感的交流。

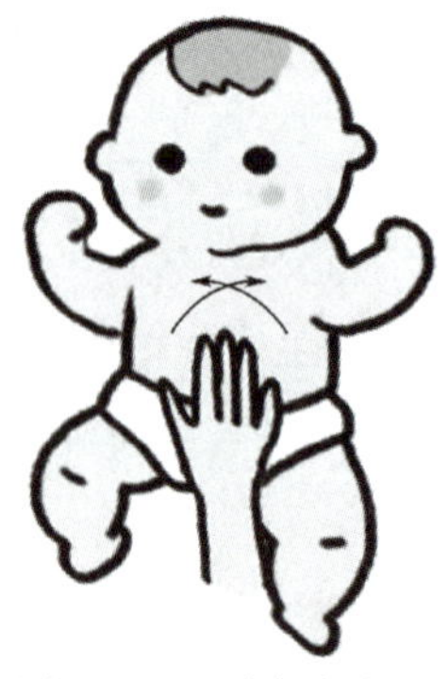

图 2–4–2　胸部抚触

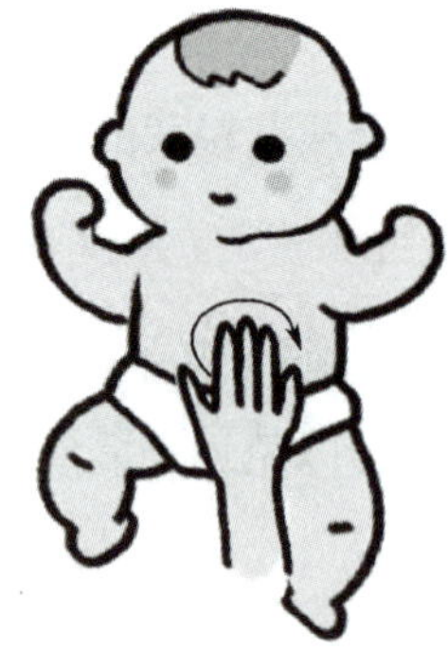

图 2–4–3　腹部抚触

4. 背部抚触

背部抚触能够舒缓婴幼儿背部肌肉。背部抚触时，婴幼儿采取俯卧的姿势，照护者将双手手指并拢，轻轻放在婴幼儿的背上，以脊柱为中线，双手与其平行，自婴幼儿的颈部开始，慢慢向下抚触婴幼儿的背部肌肉，直至臀部；然后，从臀部开始，用适当的力度沿脊柱向上推动到颈部，如图 2–4–4 所示，两个动作重复多次。

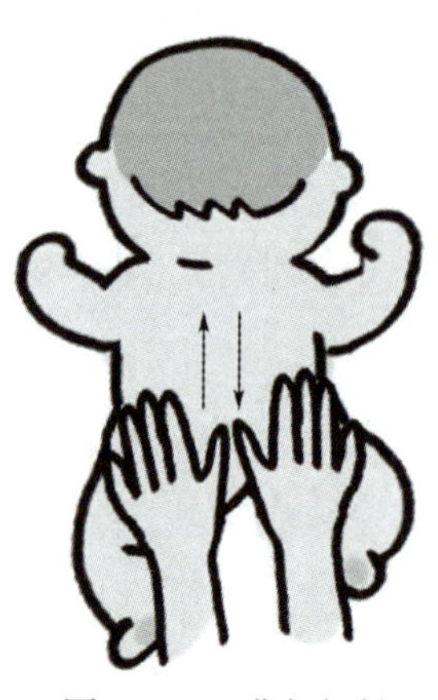

图 2–4–4　背部抚触

5. 四肢抚触

四肢抚触能够增强婴幼儿四肢的灵活性和运动协调能力。婴幼儿仰卧在床上，照护者将婴幼儿的一侧上肢向上举起，自胳膊根部经手肘至手腕轻轻捏握，用同样的方法抚触对侧上肢和两侧下肢，如图 2–4–5 所示。

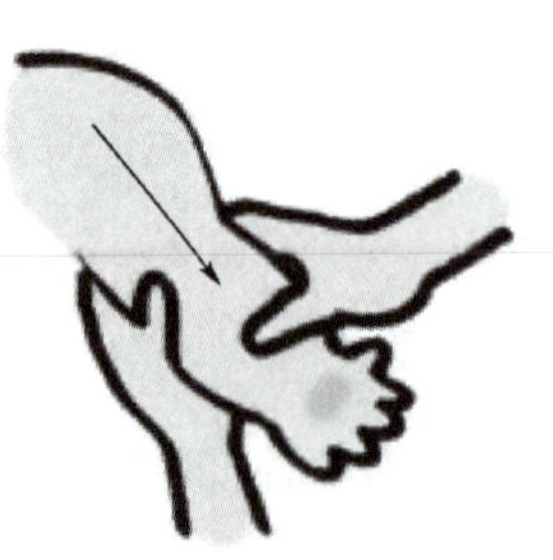

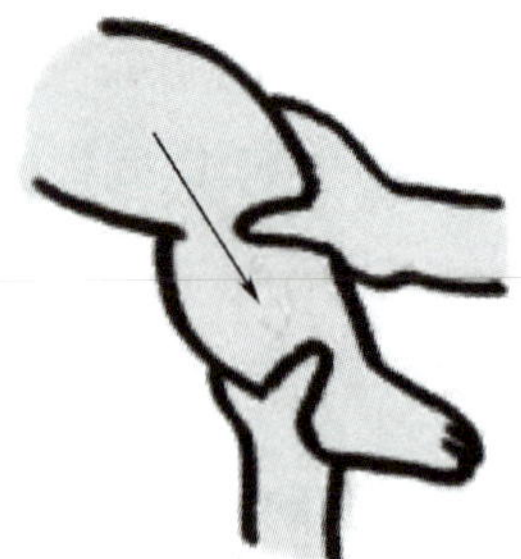

图 2–4–5　四肢抚触

照护者一只手托住婴幼儿的手，另一只手的拇指和食指轻轻捏住婴幼儿的手指，从小指开始依次轻轻拉伸每个手指，用同样的方法抚触脚部，如图 2–4–6 所示。

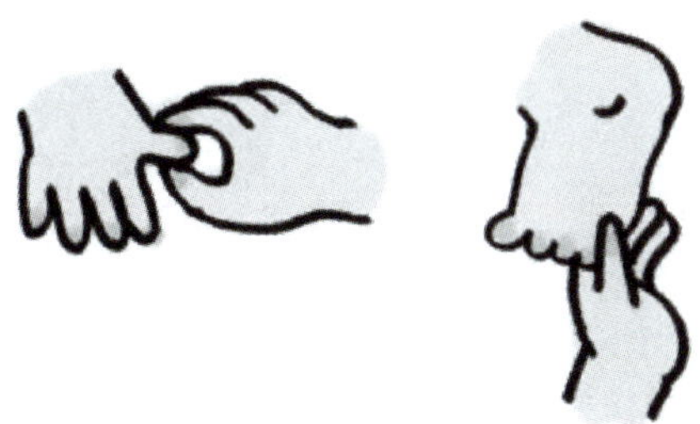

图 2-4-6　手和脚抚触

三、婴幼儿抚触时的注意事项

对婴幼儿进行抚触不仅是一件需要讲究技法的事情，还需要特别留心以下三点注意事项。

1. 婴幼儿的情绪和反应

照护者要时刻关注婴幼儿的情绪，如果婴幼儿哭闹或者不愿意配合，则不必强求。同时，还要注意把握抚触的时间，因为年龄较小的婴幼儿注意力不能长时间集中，所以每个抚触动作不能重复太多遍，可以先从抚触 5 分钟开始，如果婴幼儿没有不适，可再慢慢延长至 15 ～ 20 分钟。

2. 适宜的温湿度

选择室温 26 ℃左右、比较安静、光线不太刺眼的地方。选择柔和的音乐，提前准备好毛巾、纸尿裤（或尿布）、干净的衣物，抚触结束后给婴幼儿换上。抚触者的双手要保持温暖，抚触开始前先温柔地和婴幼儿聊一会儿，然后再开始抚触。

3. 抚触力度

抚触时要注意动作力度，不可过于用力，尤其是在捏握婴幼儿的手腕、手肘等部位时，皮肤微微发红表示力度正好，如果只做了两三下皮肤就红了或者婴幼儿哭闹、皱眉，说明力度太大。如果婴幼儿的脐带尚未脱落，在抚触时要特别注意尽量不要触碰。另外，随着婴幼儿年龄的增长，抚触力度也应逐步增加。

思考与练习

1. 简述婴幼儿腹部抚触的操作方法。
2. 简述婴幼儿抚触时的注意事项。

课题五
婴幼儿睡眠照护

能力目标

- 能知晓婴幼儿常见的睡眠问题。
- 能为婴幼儿选择合适的寝具。
- 能正确开展婴幼儿睡眠照护。

睡眠影响婴幼儿的智力发育、身高增长和身心健康，不同年龄的婴幼儿对睡眠的需求不同。

一、选择合适的婴幼儿寝具

1. 床

床最好选择实木材质。新生儿的床应该矮一些，要紧挨着墙或者放置在离墙 50 厘米的地方，床的下面可以铺上软软的垫子，以防婴幼儿从床上跌落摔伤。床板上的缝隙应小于 1 厘米。床边应有护栏，护栏之间的缝隙不大于 6 厘米，护栏上可以包裹棉被或厚实的布，以防夹伤婴幼儿的手指。

2. 被褥和枕头

（1）被褥

婴幼儿的被褥最好选择白色或浅色系的被罩，用新鲜的棉花填充。婴幼儿被褥的里衬也应该选用浅色的全棉软布。被褥的大小与婴幼儿的身长相匹配，不易过大或过长。一般来说，被子的长度以比婴幼儿身长长 20 ～ 30 厘米为宜，内衬以一斤左右棉花为宜。为了避免婴幼儿踢被子，可以为婴幼儿选择合适的睡袋。睡袋材质应选择纯棉布料或者纱布，吸汗和透气性良好。

(2) 枕头

新生儿不建议用枕头，因为新生儿的头与肩宽一样，脊柱的生理弯曲还未形成，无论是平躺还是侧卧都可以保持平稳状态，所以不需要枕头。新生儿的颈部较短，如果枕枕头，头部会被垫高，这样会影响其呼吸和吞咽。

3. 床垫

新生儿最宜使用的床垫是棉被褥，棕垫也不错，还可以在棕垫上铺一层棉被褥。比较软的弹簧床垫不建议使用，因为容易导致婴幼儿脊椎变形。

二、营造舒适的睡眠环境

1. 温度

温度过高会导致婴幼儿烦躁不安、哭闹不止，还会增加婴儿猝死综合征发生的危险。新生儿房间的温度应保持在 18 ~ 22 ℃。冬季要注意保暖，如果室内没有暖气设施，就要盖厚些的被子，脚部的被子往里折，把婴幼儿包裹起来，这样不容易感冒而且会睡得比较好。夏季则应注意通风和降温。如果使用电风扇，应注意不要直接对着婴幼儿吹，可以让电风扇对着墙脚吹或者在电风扇附近放冰块、凉水等增加降温效果。如果使用空调，则应注意不要长时间开启，制冷温度也不应低于 26 ℃，而且不能让婴幼儿长期待在空调房内或者频繁进出空调房。夏季天气较热的情况下，婴幼儿睡觉时应用毛巾盖好腹部，以防感冒或者肠胃受寒引起不适。

2. 湿度

过于干燥的环境会让婴幼儿的呼吸道黏膜变得干燥、抵抗力下降，引发呼吸道疾病，所以婴幼儿房间内的湿度应保持在 50% ~ 60%，有条件的可以使用加湿器。加湿器要尽量使用纯净水，保证空气清洁，而且隔天使用加湿器要记得换水，并及时清洗加湿器。加湿器每连续使用 2 小时就要停一段时间，并开窗通风，使房间内空气流通。南方的夏天房间内湿度较大，婴幼儿容易发生皮肤问题，因此可使用空调或者除湿机进行除湿，湿度较大时不要开窗户，以减少空气流通。

3. 光线

室内光线应柔和。婴幼儿白天睡觉时不用刻意营造比较昏暗的睡眠环境，保持正常的光线就可以。婴幼儿晚上睡觉时光线不能太亮，应拉好窗帘，关闭灯光，以防婴幼儿昼夜不分，影响其新陈代谢及生长发育。

4. 声音

婴幼儿白天睡觉时可以保持正常的噪声，一定的环境音有助于婴幼儿睡眠。婴幼儿晚上睡觉时房间应保持安静，避免不必要的噪声干扰，夜晚长时间嘈杂的声音容易导致婴幼儿神经衰弱或者兴奋过度而入睡困难。

三、睡姿的选择与调整

1. 仰卧位

美国儿科学会建议：对于 1 岁以内特别是半岁以内的婴儿，仰卧位睡姿是最安全的，可以有效减少婴儿猝死综合征的发生。正常情况下，新生儿喂奶后一小时内应选择右侧卧位，之后再变换为仰卧位。新生儿大部分时间是采取仰卧位睡姿的，因为这种睡姿可使全身肌肉放松，对新生儿内脏的压迫最小。但是仰卧位睡觉时，舌根部放松并向后下坠，容易堵塞咽喉部，影响呼吸道通畅。这时应观察新生儿的睡眠情况，及时给新生儿变换不同的睡姿。

2. 侧卧位

侧卧位睡姿包括左侧卧位睡姿和右侧卧位睡姿。相对于仰卧位睡姿，侧卧位睡姿不容易溢奶，而且可以保持呼吸顺畅。一些早产儿的中枢神经系统发育不够成熟，肌张力低下，咳嗽、吞咽等反射均较差。因此，刚出生的早产儿宜选择侧卧位睡姿，而且要经常更换朝向，以促进肺循环和防止肺炎的发生。婴幼儿侧卧位睡觉时，照护者应注意观察其耳朵，不要压向前方，以免耳轮变形。

3. 俯卧位

俯卧位睡姿有利于婴幼儿胸部和肺部的发育，能够增加婴幼儿的安全感，如果发生溢奶现象，不会产生窒息。但是俯卧位睡姿会压迫婴幼儿的内脏，一旦口鼻遇堵，婴幼儿的呼吸就会受到一定的限制。另外，婴幼儿的颅骨还没有完全闭合，如果长期保持一种姿势睡觉，容易导致头颅变形，因此婴幼儿在空腹或者吃奶前，在照护者的看护下可以选择俯卧位睡姿。

四、婴幼儿睡眠的常见问题及照护

1. 不肯睡

随着婴幼儿逐渐长大，他们越来越喜欢沉浸在探索世界的乐趣中，因此，很多婴幼儿尽管到了睡觉时间也会拒绝睡觉。此时，照护者要有正确的心态，当婴幼儿不想睡觉的时候不要强行哄睡，这样只会制造紧张气氛，导致婴幼儿大哭，入睡只会更加困难。照护者可以采用以下几种方法帮助婴幼儿尽快入睡。

（1）做一些轻松的活动

婴幼儿白天过度兴奋和劳累会加大入睡的难度。因此，入睡前应选择一些安静的活动，如讲睡前故事、读绘本、搭积木等，帮助婴幼儿顺利入睡。

（2）形成睡前固定的程序

照护者可以给婴幼儿安排一些固定的睡前活动，如洗澡、抚触、换衣服等，让婴幼儿养成一定的行为习惯，缩短哄睡时间。

（3）其他

当婴幼儿慢慢安静下来，产生睡意的时候，就要结束睡前活动。此时照护者可以轻拍婴幼儿的后背，轻哼儿歌，婴幼儿就会逐渐入睡。

2. 黑白颠倒

婴幼儿睡眠出现黑白颠倒的情况时，照护者应帮助其建立良好的作息规律，尽量创造昼夜分明的环境。白天让婴幼儿处在比较明亮的环境中，睡觉时尽量睡在家人活动比较多的房间。而到了晚上，尽量让婴幼儿处在光线较暗的环境里，晚间互动也要尽量舒缓，并且保持室内安静，为婴幼儿传递“现在是睡觉时间”的信号。

3. 落地醒

婴幼儿如果出生后经常被抱着睡觉，则容易出现“落地醒”的情况。出现这种情况时，解决的方法就是能不抱着睡觉就不要抱着睡觉，等婴幼儿睡熟的时候（如果婴幼儿面部已经没有小表情，呼吸均匀，四肢放松，说明已经睡熟）将其放在床上，照护者在其身边躺一会儿，等到婴幼儿睡安稳后再离开。也可以用妈妈穿过的衣服或者妈妈常用的被褥把婴幼儿围起来，增加婴幼儿的安全感。

4. 夜醒次数多

婴幼儿夜醒时，照护者不要立刻将其抱起，不要开灯，而应轻拍其后背予以安抚，让婴幼儿有安全感，尽快入睡。婴幼儿 6 个月以后应逐渐减少夜奶次数直至取消夜奶，这样可以降低夜醒频率，提高婴幼儿的睡眠质量。

思考与练习

1. 如何为婴幼儿选择合适的寝具?
2. 简述照护不肯睡觉的婴幼儿的方法。

课题六
婴幼儿安全与卫生照护

能力目标

- 能知晓婴幼儿常见的家中安全问题。
- 能为婴幼儿正确安装汽车安全座椅。
- 能正确开展婴幼儿的脐部卫生照护。

婴幼儿的安全是根本，只有安全，婴幼儿才可以健康快乐地成长，照护者应该有高度的安全意识和丰富的安全知识。照护者还要根据婴幼儿的生理特点，对其皮肤进行适当的照护，保持其清洁卫生，以防感染。

一、婴幼儿家中安全照护

1. 婴儿室

（1）尽量不要让婴幼儿与成人睡在同一张床上。

（2）不要将婴幼儿单独留在儿童器械上或者放在家中的桌子上，以防摔倒或跌落。

（3）购买与婴幼儿年龄相符的玩具和书籍，这样有利于促进婴幼儿成长发育，增加与婴幼儿的互动效果。

2. 卫生间

（1）婴幼儿洗澡前应先在浴缸中放好水，调好温度。

（2）避免使用淋浴头直接洗澡，以免烫伤婴幼儿。

（3）浴缸中要放置防滑垫，以免婴幼儿摔倒。

（4）如果浴缸中有供成人使用的把手或者横杠，则要将把手或者横杠用柔软的毛巾盖起来，以防婴幼儿受伤。

（5）不要将婴幼儿单独留在有水的浴缸中。

（6）卫生间的地面要保持干燥。

（7）卫生间的马桶应有上锁装置，以免婴幼儿玩水时发生溺水。

3. 其他

（1）储藏柜要上儿童锁，应将洗涤剂或者其他清洗剂放在婴幼儿触碰不到的地方。

（2）移走所有垂吊的线，如各种电源线。

（3）给婴幼儿食用经过微波炉加热的食物时要小心，因为经过微波炉加热的食物受热不均匀，有可能食物外面不热但是内部特别烫。

（4）要将家中的药品、医疗器械、杀虫剂、化学用品以及小部件的工具等都放在婴幼儿够不到的地方。

二、婴幼儿外出安全照护

1. 汽车安全座椅

要根据婴幼儿的身高和体重，选择合适的汽车安全座椅。婴幼儿乘坐汽车时要坐在安全座椅里，系好安全带，减少危险的发生。

2. 婴儿手推车

（1）在购置婴儿手推车时，尽量选择有刹车的手推车，当车停下来时要使用刹车，同时锁住两个车轮，防止手推车因惯性而脱离掌控；尽量选择底座比较宽、不容易翻倒的手推车。

（2）在打开或者折叠婴儿手推车时，要远离婴幼儿，以防婴幼儿手指被夹。

（3）系在婴儿手推车上的玩具要确保系紧，以防掉落砸伤婴幼儿。

（4）婴儿手推车的把手处不要悬挂包等物品，以免手推车失衡而翻倒。

（5）婴儿手推车里应有安全带，每次将婴幼儿放进去后要系好安全带。

（6）不要将婴幼儿单独留在婴儿手推车内。

（7）如果使用双胞胎婴儿手推车，要确保脚踏板始终连接在一起，以防分开后夹住婴幼儿的脚。

3. 背带

背带有后背式背带和前背式背带两种，在选购的时候要注意以下几点。

（1）早产儿或者有呼吸道疾病的婴幼儿不应使用后背式背带。有些背篼在使用的过程中会导致婴幼儿身体弯曲，呈“C”形，增加婴幼儿出现呼吸困难的风险。在使用背篼的时候要确保婴幼儿的脖子处于直立状态，下巴避免压到胸口。

（2）选购背带时，应试一下背带是否可以支撑起婴幼儿的后背，从腿部穿过的孔是否会太大而导致婴幼儿滑落。

（3）不管使用何种背带，都要确保婴幼儿的口鼻不被背带或者照护者的身体堵住，确保婴幼儿的头部处于背篼的外面。

（4）要经常检查背带，查看是否有裂缝，确保使用安全。

（5）使用背带背大于 5 个月的婴幼儿时，出发前要确保婴幼儿坐在适当的位置，防止其动来动去，影响背带的稳定性。

（6）在使用背带背婴幼儿时，如果照护者需要捡地上的物品，则要屈膝去捡，不要弯腰去捡，以防婴幼儿滑落摔伤。

三、婴幼儿卫生照护

1. 面部

清洗婴幼儿面部时要用温水，使用比较柔软的小毛巾或者纱布团，避免使用洗面奶，洗好后要擦保湿霜，以防生痱子或者起湿疹。婴儿在几周大的时候面部会出现一些红色的疹子，照护者不用过于担心，一般情况会自行消退。

2. 眼睛

清洗婴幼儿眼睛的时候要用纱布蘸温水轻轻擦拭，两只眼睛要用不同的纱布，以防眼病传染。

3. 指甲

从婴幼儿出生开始，照护者就要为其修剪指甲，以防婴幼儿抓伤自己。所用的工具可以是圆头的指甲钳或者特制的修甲剪，应做到专人专用。如果婴幼儿在修剪指甲时总是晃动或躲闪，可以用儿歌安抚其情绪，也可以选择在婴幼儿睡着的时候修剪。有些照护者为了让婴幼儿不抓伤自己，会给婴幼儿戴上手套，这种做法是不可取的。

4. 脐部

新生儿的脐部要做好清洁、干燥和消毒，每天用棉签蘸少量碘伏轻轻擦拭进行消毒。要保证脐部处于干燥状态，因为要脱落的脐带是坏死组织，特别容易感染细菌。

5. 日常生活用品

婴幼儿的抵抗力比较弱，容易受到细菌、病毒的侵袭，感染疾病，因此婴幼儿的日常生活用品要经常清洗，一般玩具每周清洗 2 次，洗干净后尽量放在阳光下暴晒或者放在消毒柜中消毒。

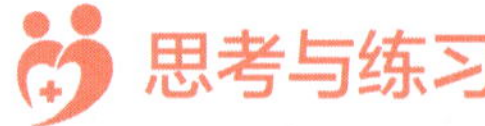

1. 简述在家中对婴幼儿的安全照护。
2. 简述婴幼儿的面部卫生照护。

模块三

婴幼儿教育实施

婴幼儿早期教育是指根据 0 ~ 3 岁婴幼儿的身心发展规律进行有计划、有目的、有组织的刺激和训练，使其身心得到健康发展的过程。婴幼儿教育实施要抓住关键期，对婴幼儿的生理和心理发展进行有效干预，尤其是对婴幼儿的动作、语言、认知等能力进行针对性的指导和培养，促进婴幼儿发展。

课题一
婴幼儿发展概述

能力目标

- 能认知婴幼儿发展的重要性。
- 能遵循儿童早期发展规律，正确开展对婴幼儿的早期教育。

0 ~ 3 岁的婴幼儿生长发育极为迅速，并伴随着语言、动作、思维和社会适应能力的快速变化。照护者应及时了解婴幼儿的发展状况，为婴幼儿提供良好的成长环境，并对其进行早期教育，帮助婴幼儿获得最佳的早期发展。

一、婴幼儿发展概念

1. 婴幼儿发展的定义

婴幼儿发展是指 0 ~ 3 岁的婴幼儿在生理、心理和社会能力等方面综合的变化和进步的过程。其中生理发展包括躯体生长和大脑发育，心理发展包括语言、动作、认知的发展。婴幼儿的发展关乎人的一生，其作为儿童成长和发展的关键阶段，已经越来越受到人们的重视。

2. 婴幼儿发展的重要性

婴幼儿时期的发展是个体身心发展的起始时期，这一阶段人的生长发育迅速，发展变化快，同时可塑性强、发展潜力巨大。可以说，婴幼儿时期的发展对其今后很长一段时间乃至一生都有深远的影响。婴幼儿发展作为个体身心发展的重要阶段，对个人和社会都有重要作用。

（1）对个人的作用

在生命的前三年，婴幼儿的身体和大脑发育、性格和习惯为今后的发展奠定了基础。婴幼儿时期的体格发育迅速，尤其是出生后的第一年是第一个生长高峰，如果这个时期营养不良、缺乏锻炼、照护不科学等，就容易造成发育迟缓，机体免疫力、内分泌调节功能、神经调节能力等下降，从而增加罹患疾病的风险，甚至造成死亡。婴幼儿时期也是人心理发展的关键期，如果错过了这个黄金期，人类的很多能力将会受到影响甚至无法再形成。所以，对于个人而言，婴幼儿时期的发展是其一生发展的基石。

（2）对社会的作用

早期教育是全民终身教育事业的开端。婴幼儿发展有利于从源头提高人口素质，将人口负担转变为人力资源，促进人类的发展和进步。《国家中长期教育改革和发展规划纲要（2010—2020 年）》的颁布标志着 0 ~ 3 岁婴幼儿早期教育已正式纳入国家教育体系。将提高人口素质的工作提前到生命的最初阶段，可以为后续各阶段的教育工作打好基础。

3. 婴幼儿发展的主要特点和表现

胎儿和婴幼儿是生命的初期，他们身体的各个方面都尚未成熟，是最脆弱、最容易受到伤害的时期。在这个阶段，生命从零开始，不确定因素多，发展速度快，同时可塑性也强。

（1）婴幼儿发展具有不确定性和可塑性

婴幼儿的生长发育既遵循一定的顺序，又有明显的不确定性；既存在固有的发展惰性，又有很强的可塑性。

每个婴幼儿的遗传条件、生存环境都不同，环境的不确定性使得婴幼儿朝着不同的方向发展。例如，婴幼儿严重的负性经历会影响其发展，负性经历越严重，罹患发育问题的概率就越大。一些风险因素如营养不良、缺乏早期启蒙与良好的互动、被虐待、卫生环境恶劣及贫困将会产生累积效应，使得婴幼儿患有发育迟缓，以及认知、语言和情感障碍的可能性大大增加。但是婴幼儿发展又存在很强的可塑性，可以通过对其早期发展进行综合干预，如提供良好的营养、早期启蒙、疫苗接种和安全关爱的环境，使得婴幼儿身心发育朝着有利的方向进行。

（2）婴幼儿发展具有复杂性和综合性

婴幼儿发展的过程取决于遗传和环境机制的相互作用，以及必不可少的物质、能量和信息的交换。婴幼儿的生长发育是从简单到复杂、从低级到高级的连续、动态过程，该过程既有共性，又有个性，使得婴幼儿具有许多相似的表征，又存在明显的个体差异性。婴幼儿发展受到多种因素的影响，这些因素既可以产生正面影响，又可以产生负面影响；既可以是近期短暂的影响，也可以是远期持久的后果。

婴幼儿的发展过程是人类个体在一生中变化最快的阶段，每月、每周甚至每天都能发现变化。这些变化包括躯体生长、大脑发育、语言动作发展、社会能力形成等方方面面，是机体从无序走向有序、从低级走向高级的综合发展过程，体现了婴幼儿发展的综合性。

二、儿童早期发展项目及影响儿童早期发展的因素

1. 儿童早期发展项目

儿童早期发展包括生理发展和心理行为发展两个方面。其中生理发展包括体格增长和其他生理系统的发育和完善，主要体现在躯体生长、骨骼发育、牙齿发育、肌肉与脂肪组织发育及中枢神经系统发育；心理行为发展包括动作发展、语言发展、认知发展等，主要体现在身体对大动作和精细动作的控制，发音、理解和表达语言，产生感觉、知觉、思维、想象等心理活动。

（1）生理发展

婴儿期是人一生中生长发育最旺盛的阶段，其身高、体重、头围、胸围等都在迅速增长，到一周岁以后生长逐渐减慢。总体而言，儿童早期体格发育较快，同时这个时期中枢神经系统尤其是大脑发育还在继续，脑神经细胞数量还在持续增加，因此需要注意提供充足合理的营养，保证其生理正常发育。

（2）心理行为发展

在儿童成长的过程中，心理行为发展与生理发展同样重要。儿童早期心理行为发展是一个从低级到高级、从简单到复杂的连续的过程，是一个从量变到质变的过程。儿童早期心理行为发展要抓住关键期，进行针对性的训练。

2. 儿童早期发展规律

儿童早期发展是先天条件和后天因素共同作用的结果，是从无序走向有序的过程。

儿童早期是第一个身体发育高峰，年龄越小体格增长越快，一岁时身高比出生时增长 50%，体重达到出生时的两倍；各生理系统发展不平衡，神经系统在出生后的前几年发展较快，到幼儿末期趋于平缓，生殖系统几乎不发展，骨骼、肌肉、呼吸、消化系统发展较快；身体发展遵循“头尾原则”和“近远原则”，即遵循从上到下、

从中轴向外围的发展顺序，由头和颈到躯干再到下肢、由躯干向四肢再向手和脚依次进行。

儿童早期生理发展为心理行为发展提供了物质基础。心理行为发展包括语言、动作、认知的发展，具有连续性、阶段性和稳定性。心理行为发展是一个不可中断的连续过程，而且有其自身的逻辑发展顺序。动作的发展根据身体发展的先后顺序也表现出一定的时间顺序，先会抬头、翻身，然后才会坐、爬、站、走等。语言的发展处于关键期，1 岁会发声、咿呀学语，1 ~ 1.5 岁对语言有了一定的理解能力，开始开口说话，1.5 ~ 3 岁进入语言表达阶段，词汇量迅速增加，并且具有很高的积极性，听说能力提高非常迅速。认知的发展是一个渐进的过程，儿童早期对世界的认知从感觉开始，会看、会听、会尝出味道，3 个月开始能短暂地注意人脸和声音，1.5 岁出现想象和最初的思维，各种认知都是在 3 岁前逐渐形成的。

儿童早期发展是发育的“编程”过程，既需要遗传信息又需要经验和学习，体现了遗传与环境的统一。

3. 影响儿童早期发展的因素

儿童早期发展是一个综合的过程，体格、动作、语言、认知等各方面发展既相互独立又相互联系。儿童早期发展受到多种因素的影响，是多种因素共同作用的结果。

（1）遗传因素

遗传决定了生长发育的潜力，由父母双方决定遗传条件，如面部特征、身材、遗传疾病等，男女性别不同也会造成生长发育的差异。遗传因素为生长发育提供了生理前提，遗传素质的成熟程度制约着婴幼儿早期发展的过程和阶段。

（2）环境因素

1）营养：合理的营养是儿童早期生长发育的物质基础。人的一生需要不断地从外界汲取能量，生长发育越迅速，需要的能量和营养就越多，所以儿童早期发展更需要充足合理的营养供给，避免营养不良和营养过剩，以保证机体正常发育。

2）疾病：疾病对儿童早期发展存在显著影响。例如，长期慢性疾病会影响婴幼儿身高和体重的增长，急性疾病往往引起体重的减轻，先天性疾病如心脏病常伴随着生长迟缓，某些传染病甚至会造成婴幼儿死亡。

3）生长环境：良好的居住环境，如充足的阳光、新鲜的空气、舒适的居住条件，有利于婴幼儿的生长发育，可促进儿童早期发展。良好的家庭氛围、健康的生活方式、科学的照护等都能促使儿童早期发展达到最佳水平。

(3) 早期教育

0 ~ 3 岁婴幼儿的大脑发育最快，可塑性强，早期教育能够充分发挥婴幼儿发展的潜能，刺激其身体、心理各个方面的良好发育。

思考与练习

1. 简述婴幼儿发展的主要特点和表现。
2. 简述影响儿童早期发展的因素。

课题二
婴幼儿动作发展训练

能力目标

- 能理解婴幼儿大动作、精细动作发展的作用。
- 能掌握婴幼儿大动作和精细动作的训练方法。
- 能正确开展对婴幼儿的动作发展训练。

动作发展是婴幼儿活动发展的前提，对婴幼儿生理发展和心理行为发展都有重要影响。

一、大动作训练

1. 大动作的含义

大动作是指运用全身大肌肉群进行的简单、主动的动作，一般在出生 1 个月左右出现，包括早期的抬头、翻身，以及后期的爬、行走、跑跳等。

2. 大动作发展的作用

婴幼儿时期是人大动作发展的关键期，应尽早进行全方位的大动作训练。婴幼儿从学会抬头、翻身，到坐起、站立，再到行走、跑跳，逐渐具备了独立发展的身体条件，与世界的联系和交流也日益紧密，这些都会促进婴幼儿认知、情感及社会性等的发展。大动作的训练对于婴幼儿的运动系统、呼吸系统、消化系统等均有一定影响，可以增强婴幼儿体质和体能，促进机体发育。大动作发展是婴幼儿大脑协调控制的过程，有利于大脑、小脑及整个中枢神经系统的发育，可以发掘婴幼儿的智力发育潜力。大动作发展还有利于培养婴幼儿的性格、良好的生活习惯和正确的生活态度，如增加自信、增强毅力、提高自我控制力等。综上所述，大动作发展是一切活动的基础，是个体健康发展的前提。

3. 影响大动作发展的因素

（1）生理成熟

婴幼儿动作发展有一定的顺序性，生理成熟是影响大动作发展的重要因素。个体的动作发展是多种器官（如肌肉、骨骼、神经等）相互制约的结果，良好的身体发育为动作发展打下了基础，同时生理发育水平也制约着大动作发展的水平。婴儿出生时颈椎还没有发育完全，这时去训练抬头是没有意义的。著名的“孪生子爬梯实验”也证明：只有生理上成熟了，学习和训练才能取得成效。

（2）教养环境

良好的教养环境刺激会引起婴幼儿积极的、有价值的反映，同时能培养婴幼儿良好的情感、行为、习惯、个性和技能。婴幼儿会对环境进行感知，激发他们做出行动并对运动进行调整。运动的发展并不仅仅是基因表达的产物，更多是婴幼儿与环境积极互动的技能整合过程，教养环境在其中发挥了不可或缺的作用。不同的教养方式可能会造成婴幼儿大动作发展的差异，如阿拉佩什人常竖着抱婴儿，导致婴儿在独坐之前就能靠双手扶着东西站立；非洲母亲背后的襁褓缺少头部支撑，导致婴儿很快学会了保持头部直立。

（3）个体差异

世界上没有完全相同的两片叶子，虽然几乎所有婴幼儿的发展规律都是相似的，但是个体会存在一些差异，发展的速度会存在不同的情况。例如，有的婴儿 35 天就能抬头，有的要到 45 天；有的婴儿 10 月龄就开始独立行走，有的 15 月龄才可以。一些标准时间只是平均结果，是给父母、教师和医务人员的一般指导。

（4）后天学习和训练

泽勒左、科布尔对不同组别的婴儿进行了积极练习、消极练习和不练习实验，结果发现：积极练习组的婴儿学会走路时间最早，平均在 10 ~ 12 月龄，比常规年龄（14 月龄）提早 2 ~ 4 个月。研究表明，后期学习和训练可以加速动作发展，使大动作发生和熟练的年龄提前。

4. 大动作的训练方法

照护者要丰富自己的育儿知识，抓住婴幼儿大动作发展的“黄金期”，为婴幼儿提供良好的指导。婴幼儿大动作发展的一般规律如图 3-2-1 所示。

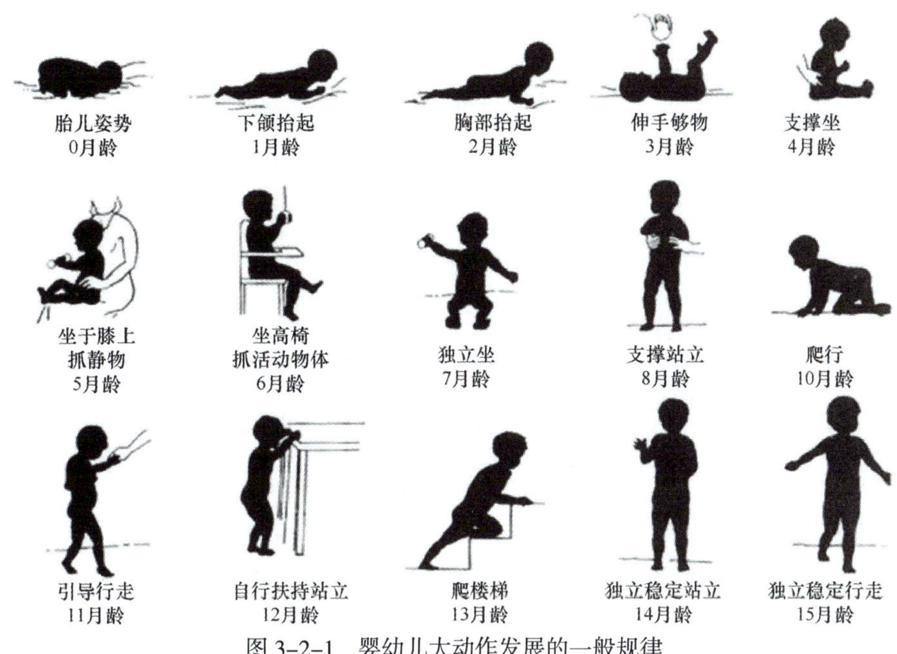

图 3-2-1　婴幼儿大动作发展的一般规律

（1）抬头与翻身

抬头是婴幼儿大肌肉发展的第一步，婴儿在出生几天后就可以俯卧。照护者可以在婴儿睡醒活动时让其俯卧，使其屈肘在前胸支撑身体，并在其前面用温柔的声音、鲜艳的玩具等逗引其抬头。俯卧抬头训练时注意床要平坦、舒适，时间不宜太长。另外，喂奶后可以将婴幼儿竖抱，让其头部靠在成人肩上，不要用手去扶，让其头部自然直立片刻，每天练习 4 ~ 5 次。也可以将婴幼儿朝前抱，后脑勺贴在成人的前胸，为其呈现广阔的空间，这样可以让其注意到更多新奇的东西，有利于激发婴儿练习抬头动作的主动性。此外，照护者可以通过与婴儿玩类似捉迷藏的游戏、变换位置、摇动铃铛或者呼唤其名字等活动，对婴儿进行转头训练。

翻身是婴幼儿第一次真正意义的全身运动，婴儿 1 月龄就可以开始侧翻动作训练。训练时，照护者可以用婴儿最喜欢的玩具进行逗引，让其在成人的帮助下进行翻身训练：将婴儿的右腿放到左腿上，照护者将右手放到婴儿胸前，轻轻地推婴儿肩膀帮助其顺利完成翻身。此外，亲子互动类的训练也有利于翻身动作的成熟，如让婴儿俯卧或仰卧在成人身上，通过成人翻身带动婴儿翻身或者成人顺着婴儿的力量方向做一些游戏，顺势带动婴儿翻身。进行抬头和翻身动作训练时要注意循序渐进、动作轻柔，避免对婴儿造成伤害。

（2）坐

从翻身到坐起是连贯动作的自然发展，一般在 6 ~ 7 月龄发生。可以通过拉腕坐起训练锻炼婴儿颈部、背部肌肉的力量，促进婴儿早日坐起来。同时还要进行靠坐、独坐、扶坐训练等，让婴儿学会利用腰部肌肉支撑身体。此外，坐坐站站的姿势变化训练法可以让婴儿非常开心，产生成就感，更有利于其主动训练。训练时注意掌握时间，做好保护工作，防止意外发生。

（3）爬行

培养爬行应该在 7 ~ 8 月龄进行，照护者要经常让婴儿俯卧，并在其前面放玩具逗引，培养其爬行的意识。在爬行初期，婴儿用手和膝盖爬行，此时可以轻轻托起其胸和肚子，帮助其感受爬行，反复锻炼后婴儿就可以很快学会爬行；之后要锻炼婴儿用手和脚爬行，最后引导其沿着预先设定的小路独立爬行。爬行过程容易产生危险，要布置安全的环境，并注意看护。

（4）站立和行走

一般来说，婴儿在 10 月龄左右能自己抓着栏杆站起来，到 11 月龄左右可以独立站稳，为学步做好准备。照护者可以扶住婴儿腋下或者拉着婴儿两只手帮助其由坐到站，并通过牵引促使其左右脚交替迈步，进行扶站和扶走训练；之后可以进行独站和独走训练，开始训练时要及时给予鼓励，让其感受到成功的喜悦，增加反复练习的欲望。

二、精细动作训练

1. 精细动作的含义

精细动作是指由身体的小肌肉或肌肉群控制的动作，如画画、书写、使用筷子等。婴幼儿精细动作的发展主要以手部动作发展为主，其本质是手、眼、脑三者的协调发展。

2. 精细动作发展的作用

精细动作是动作发展的细化，婴幼儿手部的动作越精细，操作程度越复杂，对大脑的锻炼与刺激就越强，精细动作的发展有利于婴幼儿早期的智力开发。0 ~ 3 岁是婴幼儿精细动作发展的重要时期，对婴幼儿多种能力的发展有着重要的意义。婴幼儿在摆弄、抓握物品的过程中，可以加强触觉和视觉的联系，促进其与外界环境的交流，增强对事物的认知能力。随着年龄的增长，婴幼儿自我意识得到进一步发展，经常动手，其精细动作在潜移默化中得到发展，而后逐渐演变为穿衣、画画、用筷子等复杂动作，获得生活自理能力。将精细动作的训练寓于亲子游戏之中，也可以增加父母与子女的交往机会，增进父母与子女的情感交流。

3. 影响精细动作发展的因素

（1）生理因素

0 ~ 3 岁婴幼儿精细动作的发展与其大脑的生长发育有着紧密的联系。若婴幼儿有早产、发育不良等情况，造成其神经系统发育不完全或者存在一些生理缺陷，那么精细动作发展的生理因素就没有具备，婴幼儿容易产生精细动作发育障碍。

（2）教养环境

先天因素、家庭环境、教养方法对婴幼儿的发展共同发挥着作用，教养环境是影响婴幼儿精细动作后天发展的最直接、最关键的因素。一般来说，照护者不仅要关注婴幼儿的生理发展，还要关心婴幼儿精神方面的发展需求。照护者要注重婴幼儿精细动作的发展，能抓住关键期，对婴幼儿进行及时准确的精细动作指导和训练，发掘婴幼儿精细动作的发展潜力。

（3）活动程度

长期的动作训练更有利于加速动作发展，婴幼儿的活动程度是影响其精细动作发展的另一关键因素。有研究者发现，父母无暇照看的婴幼儿，其精细动作发展也良好，这是因为这类婴幼儿会独自游戏，无形中增加了动手操作的机会，进而提高了动手能力。

4. 精细动作的训练方法

照护者要多采取游戏等手段对婴幼儿进行精细动作的训练，所用物品要容易激发婴幼儿的兴趣，引导其主动学习；要为婴幼儿提供轻松愉快的学习环境，及时给予其鼓励，树立婴幼儿的自信心。

（1）抓握和对捏

从出生到 1 岁是婴幼儿精细动作发展最快的时期，抓握动作是最基本的精细动作。1 月龄以内的婴儿会无意识地抓，此阶段应经常轻轻扳动、捋顺婴儿的手指，增强其触觉；2 ~ 3 月龄的婴儿会“发现”自己的手，开始有意识地抓握，此时可以利用体积小、颜色鲜艳的玩具逗引婴儿用手抓握；4 ~ 6 月龄的婴儿可以进行触觉灵敏度、双手握奶瓶、摇动敲打等训练；7 ～ 9 月龄的婴儿可以进行拿起放下训练，让婴儿有意识地放下物品，而不是随便松手扔掉物品；9 月龄之后的婴幼儿要注意训练拇指和食指对捏的动作，可以采用小玩具、小饼干等婴幼儿感兴趣的物品帮助婴幼儿用手指捏取，促进其拇指和食指的配合。

（2）翻书和画画

照护者要准备适合婴幼儿的图书，先指着书上各种小动物的图画引起婴幼儿的兴趣，再通过鼓励、示范等方法让婴幼儿模仿翻书的动作，并逐渐熟练。这一时期的婴幼儿还喜欢涂鸦，照护者可以为婴幼儿准备一些白纸和画笔，条件允许的情况下可以准备涂鸦墙，让其自由涂鸦。幼儿 3 岁后可以学习画直线、曲线等线条，锻炼手部动作，提高其想象力和创造力。

（3）解扣纽扣和拧盖瓶盖

让幼儿练习解纽扣和扣纽扣，是为了锻炼其拇指、食指和其余手指的配合能力；让幼儿练习拧瓶盖、盖瓶盖，是为了锻炼其拇指、中指的小肌肉朝不同方向用力的能力。这种小肌肉群综合运用的训练项目，有利于锻炼幼儿的手眼协调能力，同时可以培养幼儿的生活自理能力。

（4）定形撕纸

婴儿 10 月龄时，照护者可以准备白纸，在其面前演示撕纸吸引其注意，有意引导其模仿撕纸过程。在婴幼儿学会撕纸后，照护者要鼓励其撕成条状并经常练习；31 月龄后，幼儿可以进行定形撕纸训练，即选择一些质地较好的纸张，预先设定形状，让幼儿顺着形状撕纸，多次训练后，幼儿会自己想象一些轮廓并小心翼翼地撕出图形。这不仅是手部肌肉协调运作的结果，更是大脑进行创造的产物。

思考与练习

1. 简述婴幼儿动作发展的意义。
2. 简述婴幼儿精细动作发展的影响因素。

课题三
婴幼儿能力训练

能力目标

- 能知晓婴幼儿的常见能力种类及其含义。
- 能归纳婴幼儿各项能力的发展特点。
- 能利用合适的方法训练婴幼儿的常见能力。

0～3岁是人认知能力发展的最佳时期，而认知能力是其他所有能力发展的基础。本课题主要对婴幼儿的认知能力、语言能力及人际交往能力的训练进行介绍，以帮助照护者更好地完成对婴幼儿各项能力的培养。

一、认知能力训练

认知是一种心理活动，是指人脑接受外界信息并对其进行加工处理转换为内在心理活动进而支配行为的过程。认知能力主要包括感觉、知觉、记忆、想象和思维等。

1. 认知能力的相关概念

感觉是人脑对直接作用于感觉器官（眼、耳、鼻、舌、皮肤）的客观事物个别属性的反映，如圆圆的形状、红红的颜色是视觉，香香的气味是嗅觉，酸酸甜甜的味道是味觉，摸起来硬硬的、滑滑的是触觉。知觉是人脑对直接作用于感觉器官的客观事物整体属性的反映。例如，通过对上述个别属性的综合分析，婴幼儿可以判断出某个水果是苹果而不是其他水果。感觉是知觉形成的基础，知觉是感觉存在的条件，两者相辅相成，在时间上几乎是同时发生的。

记忆是人脑对过去经验的反映，一般包括识记、保持、再现3个基本环节。根据记忆内容，可将记忆分为动作记忆、形象记忆、情绪记忆和语词－逻辑记忆。动作记忆一般在 1 月龄左右的婴儿身上就会有所表现，其发展较其他记忆早些；形象记忆的内容是过去感知过的事物形象，如 6 月龄左右的婴儿出现“怯生”现象；情绪记忆的内容是个体体验过的情绪情感；语词－逻辑记忆的内容是用词形式、概念、命题等，一般在婴幼儿掌握语言的过程中发展起来。记忆的发展是儿童心理发展的重要基础和保证，是儿童积累经验、掌握技能、养成习惯的前提。

想象是人脑对已有表象进行加工、改造，创造出新形象的过程，一般在 1.5 ~ 2 岁左右开始萌芽。想象是对记忆材料的简单迁移，没有情节的组合。幼儿想象的发展体现了其认知水平，是其进行创造性活动不可或缺的条件。

思维是人脑对客观事物进行间接的、概括的反映。与感觉、知觉相比，思维是认知的高级阶段，能反映客观事物共有的本质属性和内在规律。根据思维的凭借物，可将其分为动作思维、形象思维和抽象思维。3 岁前婴幼儿的思维主要是动作思维，如当教幼儿学习数数时，幼儿往往要一边勾手指一边数数。

2. 婴幼儿认知发展的特点

（1）认知是逐步形成的

婴幼儿出生时并不具备人所特有的各种认知能力，各种认知能力是在 3 岁前逐步形成的。新生儿只有感知觉，如味觉、嗅觉等；出生后 2 ~ 3 周时开始发生原始的记忆、注意，如能够区别熟悉与不熟悉的声音，会盯着眼前的人脸注视几秒钟；到 1.5 岁左右开始出现想象和简单的思维，如幼儿开始进行最初的游戏，会抱着玩具娃娃拍拍，会区别“姐姐”和“阿姨”；到 2 岁左右发展出完整的认知能力。

（2）认知与动作不可分离

人的基本活动包括认知活动和操作活动。婴幼儿时期各种活动并没有完全分化，其认知活动和操作活动往往紧密相连。一方面，认知活动必须依靠操作活动进行，如当婴幼儿开始进行五指分工，使用大拇指和其他四指配合区分性进行“抓球”“拿勺子”等动作而不是一概大把抓时，他 / 她往往能够逐渐准确认识物体的特点，对物体的形状、大小开始有了认知；另一方面，认知活动可以通过操作活动来表现，如当婴幼儿语言还未完全发展时，其与他人沟通往往需要利用哭声、表情、手足动作等进行辅助。

（3）认知以无意性认知发展为主

0 ~ 3 岁婴幼儿的认知发展主要体现在无意性方面，有意性的认知活动几乎没有发展。婴幼儿的注意一般是无意注意，他 / 她往往能被动地受外物吸引，而不会主动去注意某项事物。婴幼儿的记忆主要是无意记忆，如婴幼儿背诵古诗时记住的多只是音调韵律，并没有理解意思。婴幼儿的想象是在无意中发生的，如看到玩具，婴幼儿会想玩。婴幼儿的思维也是自由联想式的，不会有目的地解决问题，如妈妈告诉 2 岁 11 个月的幼儿“橘子是绿色的，还不能吃”后，当幼儿看到猕猴桃时也会说出“猕猴桃是绿色的，还不能吃”。

（4）自我意识开始发展

1 岁前婴儿比较顺从，1 岁后幼儿开始有了自我意识。随着自我意识的发展，幼儿的认知过程逐渐变得复杂，认知能力有了进一步的提高。

3. 认知能力的训练方法

（1）感知觉训练方法示例

游戏名称：飞舞的小蝴蝶。

适合年龄：1 ~ 3 岁。

游戏目的：训练婴幼儿追视能力和手眼协调能力。

游戏方法：用不透明的纸剪成小蝴蝶的形状后贴在手电筒上，关闭房间的灯，打开手电筒，将光照在墙上并不断移动，就像小蝴蝶在墙上飞舞，同时鼓励婴幼儿去抓“小蝴蝶”。在游戏过程中，初始阶段“小蝴蝶”的移动速度要慢一些，待婴幼儿熟练后可以逐渐提高速度。

（2）记忆训练方法示例

游戏名称：桌子上有什么。

适合年龄：2 ~ 3 岁。

游戏目的：训练幼儿的有意注意能力。

游戏方法：把幼儿明确知道名称的不同物品放在桌子上，让幼儿看一段时间后遮住物品，引导幼儿凭记忆说出物品名称。在训练过程中，可以根据幼儿年龄调整物品的数量及记忆时间。

（3）想象训练方法示例

游戏名称：画册里有什么。

适合年龄：2 ~ 3 岁。

游戏目的：训练幼儿想象的目的性。

游戏方法：陪幼儿一起阅读喜欢的画册，如动物绘本，阅读过程中和幼儿讲一些相关的话题和情境，引导其想象不同动物的声音。

（4）思维训练方法示例

游戏名称：找相同，排排队。

适合年龄：2 ～ 3 岁。

游戏目的：训练幼儿的动作思维。

游戏方法：在桌子上放置不同颜色、不同大小的若干彩色积木。照护者引导幼儿把积木根据颜色分类，然后再按大小进行排列，如照护者可以说："宝宝，请把里面的黄色积木找出来，把小积木放在前面，把大积木放在后面。"

二、语言能力训练

语言是人类在社会实践活动中逐渐形成和发展起来的信息交流工具，一般由语音、词汇及语法构成，在人际交往中扮演着重要的角色。语言可以用于准确表达思想感情、传递信息，是婴幼儿学习概念、发展智力、扩大交往范围、促进社会化发展的基本前提。语言发展能促进婴幼儿整体素质的发展提升。

1. 婴幼儿语言发展的特点

语言发展是一个循序渐进的过程，一般需要经历语言准备期、语言发生期和语言发展期 3 个主要阶段，每个阶段都有各自的特点。

（1）语言准备期

语言准备期又称前语言期，一般指婴儿出生到说出第一个具有真正意义的词语之前的阶段，即 0 ～ 12 月龄。这个时期的婴儿虽然还不会说话，但往往在积极地做说话前的准备。根据发音准备特点，可以将语言准备期分为 3 个阶段：0 ～ 3 月龄、4 ～ 9 月龄、10 ～ 12 月龄。

0 ～ 3 月龄的婴儿正处于反射性发声阶段，这个阶段的发音是一种本能的行为，在其哭声中有时会出现"a、o、e、ai、ei、ou"等不需要复杂唇舌运动的单音，天生聋哑的儿童也可以在这个阶段发出这些音。该阶段的婴儿还不会使用语言，主要依靠哭声表达需求、与他人建立联系。哭也是一种发音练习，是婴儿为以后学习说话做的准备。

4 ～ 9 月龄的婴儿处于连续发音阶段，其发音与 0 ～ 3 月龄的婴儿相比明显增多，开始新发"b、d、g、p、n、f、ong、eng"等比较容易发的音。此时婴儿明显变得活跃起来，5 月龄的婴儿在自我感觉良好时还能发出"a-ba-ba、na-na-

na”等重复连续音节。随着发音的增多，婴儿开始发近似词的音，6 月龄的婴儿往往能发出“ba-ba、ma-ma、ge-ge”等不同的音组，这些词对其来说是没有任何意义的音节，此时照护者应有意识地强化语音与语意的联系，帮助婴儿建立条件反射。在婴儿精神状态良好时对其进行逗引或语言刺激，婴儿能做出回应，如发出明显的笑声、发音增多等。

10 ~ 12 月龄的婴儿处于学话的萌芽阶段，随着婴儿身体器官的发育，其语言发展愈加成熟，能够发出更多更难的音，重复连续的音节加长，音调也更加丰富，更接近成人的正式发音。婴儿大多开始自言自语，会模仿成人的发音，说一些莫名其妙的话，也能用摇头表达拒绝。这个阶段的婴儿虽然还不会说话，但能对话语进行初步理解，能听懂简单指令，逐步建立起语音、语意和具体事物之间的联系，但也仅限于对词语的形象概括。

（2）语言发生期

1 岁以后的幼儿，其自发的无意义发音急剧减少。当幼儿开始有意识地说出第一批有意义的、能被理解的词语时，说明其进入了语言发生期，该阶段一般持续到 2 岁。

1 ~ 1.5 岁的幼儿发音器官发育逐步完善，开始出现明显的语言学习行为，在沟通过程中往往使用词汇夹带动作、声音、手势来表达自己。该阶段幼儿的语言发展特点主要表现为以词代句、词汇量增加、出现词组，常用一个单词表示多个不同的含义或用单词代替句子，照护者往往需要根据具体的情境对幼儿语言的词义进行判断。此外，虽然幼儿能自发地说出一些简单的词，但仍存在发音不清楚、不标准等情况，这是一种自然的生理现象。

1.5 ~ 2 岁的幼儿获得词汇的速度激增，表达时以说简单句为主，能用词汇形成独词句、双词句、短句等较短的电报句，会用短语夹带词汇表达意思，大部分语句在 5 个字以内。但这些语句在结构上常常存在使用不当之处，如句子简化，以“宝宝玩具”表示“宝宝的玩具”，以“妈妈喝奶”表示“妈妈，宝宝要喝奶”等；句子前后次序错误、倒装，常说出“宝宝要鞋穿”“一只有小鸡”等话语。

（3）语言发展期

2 ~ 3 岁是婴幼儿的语言发展期，处于该阶段的幼儿听和说的积极性都很高，词汇量迅速增加，能达到 1 000 个以上，是 1.5 岁前词汇量的 4 ~ 5 倍。在词的种类上，幼儿除掌握名词、动词外，还能掌握形容词、代词、副词等。此外，该阶段的幼儿还能掌握基本的语法，由先前的电报句发展成合乎语法习惯的简单句，并逐步发展出运用复合句的能力。

2. 婴幼儿语言发展评价

通过收集 0 ~ 3 岁婴幼儿语言发展的各方面信息，可以对其语言发展水平进行整体评价，以促进其语言能力进一步发展。常用的评价方法有观察法和比较法。观察法是指观察自然情境中婴幼儿的语言活动，并对其语言理解能力、语言表达能力、语言运用能力进行记录分析的方法。比较法是指通过观察、分析找出婴幼儿语言发展的异同。该方法既可以比较同一婴幼儿不同阶段的语言发展情况，也可以比较同一阶段不同婴幼儿的语言发展情况，以综合评价婴幼儿语音、词汇、语法发展的情况。以下主要对不同阶段婴幼儿的语言发展评价指标进行介绍。

（1）0 ~ 1 岁婴儿语言发展评价指标（见表 3-3-1）

表 3-3-1　0 ~ 1 岁婴儿语言发展评价指标

阶段	项目	评价指标
0 ~ 3 月龄	语言理解能力	对说话声敏感，对高音尤其敏感；听到新奇的声音会停下正在进行的活动；开始将声音和形象联系起来，并试图确定声音的来源
	语言表达能力	能发出简单的“a、o、e”等元音；能响应养育者的逗弄，如发出“gu-gu”等声音、露出笑脸；能辨别声音发出的方向
	语言运用能力	能用表情、动作、声音等表达自己的身体、情绪等状态；能用不同类型的哭声表达不同的意思，如改变音调、音高、节奏等
4 ~ 6 月龄	语言理解能力	能寻找声音的来源，当有人叫其名字时会转头看，并保持持续注意；当养育者与其说话时，能停止哭泣，并根据养育者的语调、语气、音色等变化做出响应
	语言表达能力	开始发出“d、m、n”等辅音，能发出“ba-ba-ba-ba、da-da-da-da”等成串的语音；能发出长音，并可以尖叫
	语言运用能力	开始用语音吸引养育者的注意，看见熟人、玩具时会发出愉悦的声音，如大声笑；开始注意图书，并尝试着把书放进嘴里
7 ~ 9 月龄	语言理解能力	能对养育者的“不”“别碰它”等要求做出正确反应；能辨认家人的名字和一些熟悉的物体名称；开始尝试翻书，喜欢重复听听过的故事
	语言表达能力	能用舌头、嘴唇发出一些复杂的语音，如连续音；能反复发出“ma-ma”“ba-ba”等元音和辅音，但此时无特指
	语言运用能力	能和养育者玩一些语言游戏，如模仿其发出的语音；能用动作进行简单交流，如挥手再见等

续表

阶段	项目	评价指标
10 ~ 12 月龄	语言理解能力	能理解一些简单命令性语言，如“坐下”“来这儿”等，并能按要求指向自己的眼、耳、口、鼻；能听懂有关吃、喝、玩、家人名字、常用物品名称等词汇
	语言表达能力	能说出“爸爸、妈妈”等最常用词汇；能用不同的语言及动作表示心情，如用“啊、噢”等表示高兴，用摇头或哭表示不满
	语言运用能力	能听简单的指令做动作，能用舌头发出一些非语言声音，开始自创一些难懂的词语来指代事物

（2）1 ~ 2 岁幼儿语言发展评价指标（见表 3-3-2）

表 3-3-2　1 ~ 2 岁幼儿语言发展评价指标

阶段	项目	评价指标
13 ~ 16 月龄	语言理解能力	开始对书本有概念，如喜欢模仿成人翻书；能听懂一些简单熟悉的语句，可以按照养育者的指令指出生活中熟悉的人、事物
	语言表达能力	能用省略音、叠音、替代音表达自己的需求，常挂在嘴边的词一般约 8 个；喜欢模仿重复他人说过的话语；能用摇头表示拒绝
	语言运用能力	喜欢模仿发音，如模仿常见动物的叫声；能用语言、表情、动作等与人进行交流，能用一个单词表达多种意思，偶尔会说一些养育者听不太懂的“小儿语”
17 ~ 20 月龄	语言理解能力	能理解一些常见的基本日常用品名称、常用动词、描述性形容词等，并能执行养育者的稍复杂指令，如“把水杯给我”；喜欢翻阅画册、图书等，喜欢反复听养育者讲同一个故事
	语言表达能力	日常词汇量能达到 100 多个，其中常用的约 20 个，如可用“你好”与人打招呼，会使用“再见”与人道别；能使用双词句；能听懂并指出身体的各个主要部位
	语言运用能力	能说出自己的名字；开始尝试模仿养育者的话语，一般能重复其中的一两个单词；喜欢给周围的事物命名，会用手指向图片，开始爱问“那是什么”；能用“不”表示拒绝或不同意
21 ~ 24 月龄	语言理解能力	喜欢听重复的声音，如单曲循环某一首歌；喜欢重复读一本书，并开始辨认书中的角色名字，能看懂书中的图片并讲简单的话；开始理解一些表示方位的介词、形容词等，并能根据指示做两三件连续的事，如把桌子下面的球捡起来给妈妈
	语言表达能力	词汇量达到 200 多个，并能用名词、形容词、动词代替简单词，能说出几个字的简单句，如“宝宝要糖”；能理解并正确回答“宝宝在哪里”“那是什么”等问题
	语言运用能力	能模仿着说出双词句和三词句，开始出现动宾结构，如“妈妈抱”“要去那儿”；当他人提问时，能正面回答出自己的名字

（3）2 ~ 3 岁幼儿语言发展评价指标（见表 3-3-3）

表 3-3-3　2 ~ 3 岁幼儿语言发展评价指标

阶段	项目	评价指标
25 ~ 30 月龄	语言理解能力	能理解养育者说出的绝大多数话语，能执行其一次发出的两个指令；能利用基本正确的发音背诵简单的儿歌；听完故事后能讲出故事中的人物和事件
	语言表达能力	词汇量达到 300 个以上；知道自己的名字、性别和年龄；能用多词句与人交谈，开始使用复杂句；能说出常见事物的名称和用途；能用词语或其他语言向养育者请求帮助，对养育者提出的要求开始提出“为什么”等问题
	语言运用能力	能使用否定句；能使用“和”“跟”等连词，使用“最”“很”等副词；能使用“为了”“个”“你、我、他”等介词、量词和代词
31 ~ 36 月龄	语言理解能力	能理解并完成并不相关的两个简单指令；能理解“待会儿”“明天”等表达时间的词语；能在养育者引导下理解故事的主要情节，并正确回答“谁”“为什么”等问题
	语言表达能力	词汇量达到 1 000 个以上；知道并可以使用“谢谢”“请”等礼貌用语；知道家人的名字和简单情况，并能回答相关的简单问题；会问一些“是什么”“为什么”等问题
	语言运用能力	能使用否定句、疑问句；能用语言简单描述所见所闻，描述时一般多为“主谓”“主谓宾”等结构简单的语句；喜欢自己阅读图画书，并进行简单叙述

3. 语言能力的训练方法

语言能力训练可以主要从听、说、读等方面进行。

（1）听话活动训练方法示例

游戏名称：铃儿响叮当。

适合年龄：2 月龄。

游戏目的：训练婴儿的方位听觉能力。

游戏方法：让婴儿在床上仰卧，照护者在其眼前摇响手摇铃吸引其注意后移动手摇铃，分别在婴儿的左肩、右肩处摇响手摇铃，观察婴儿的头是否随着声音移动。

（2）说话活动训练方法示例

游戏名称：过家家。

适合年龄：22 ~ 24 月龄。

游戏目的：训练幼儿的口语表达能力。

游戏方法：照护者与幼儿一起玩过家家的游戏，在游戏过程中为其提供玩偶及一些物品，如衣服、鞋帽、梳子、碗勺等，鼓励幼儿借助玩偶学习当爸爸妈妈，引导其发展生活情节，说出“宝宝乖，吃饭饭，妈妈喂，穿衣服……”等话语。

（3）阅读活动训练方法示例

游戏名称：小兔子是什么样的。

适合年龄：1 ~ 2 岁。

游戏目的：训练幼儿的早期阅读能力。

游戏方法：照护者指导幼儿阅读图书，引导其观察画面内容并有意识地回答问题。例如，让幼儿看图书中小白兔的外形特征后，问“小白兔是什么样的”，让幼儿用自己的语言回答。

三、人际交往能力训练

人际关系是人类在社会实践活动中建立的一种社会关系。婴儿出生伊始就处于一个人际关系网络中，只有其认识、理解了所交往的人与自身的关系，才能学会正确地与他人相处。人际交往是婴幼儿社会性发展的重要途径之一，在其与成人、同伴交往的过程中，不仅要学习如何与他人友好相处，而且要学习如何看待自己、对待他人，逐渐发展出适应社会生活的能力。

1. 人际交往的相关概念

人际交往是指个体通过语言、动作、表情等手段将某种信息传递给其他个体的过程，如新生儿通过哭声向妈妈传达“肚子饿了”的信息。对婴幼儿而言，人际交往包括亲子交往、同伴交往、师幼交往和与其他人交往四种类型。

亲子交往是指婴幼儿与其主要照料者如父母、祖父母、外祖父母等之间伴随情感关系的交往，是婴幼儿最早接触的一种人际交往，也是 0 ~ 3 岁最重要的人际交往。

同伴交往是指在年龄相同或相近的婴幼儿之间的共同活动中心理、行为相互影响的过程。婴幼儿通过同伴交往可学习如何与他人相处等知识。同伴交往与亲子交往一样，是婴幼儿社会交往系统中的重要组成部分，两者相互独立又相互作用。

师幼交往是指婴幼儿进入早教中心、幼儿园等处时与教师之间的交往。教师可以通过直接教导、榜样示范等多种方式对婴幼儿产生影响，如可提高婴幼儿的社会性交往技能。

与其他人交往是指 0 ~ 3 岁婴幼儿在生活范围内接触到亲戚、邻居、社区服务人员等其他人时，在一定时间与空间内产生一定的交互作用，如听从服务人员安排进行排队。

人际交往能力是指妥善处理集体内外关系的能力，主要由人际感受能力、人事记忆力、人际理解力、人际想象力、风度和表达力、合作能力与协调能力六要素构成。通过学习这些要素，婴幼儿开始逐渐学会与周围环境建立联系、吸收转化外界信息、正确处理各种问题。

2. 婴幼儿人际交往发展的特点

0 ~ 3 岁的婴幼儿人际交往发展共经历单纯的社会反应阶段、与照料者建立依恋关系阶段、发展伙伴关系阶段三个阶段。

单纯的社会反应阶段一般指 0 ~ 6 月龄时期，该阶段的交往技巧主要靠先天遗传。在这个阶段，婴儿多通过哭、笑、肢体动作、表情等对外界做出反应。例如，两周大的新生儿能区分母亲和其他人心跳的不同，3 月龄左右的婴儿能露出特殊的婴儿式的“迷人微笑”，激发他人的好感。此外，婴幼儿之间的交往在本阶段也早已建立，如一个婴儿哭时另一个婴儿也会一起哭；5 ~ 6 月龄以后，一个婴儿哭，另一个婴儿会注视甚至抚慰他 / 她。

与照料者建立依恋关系阶段一般指 7 ~ 24 月龄时期，6 月龄以后的婴幼儿开始“认生”，能明显区分熟悉与不熟悉的人，与主要照料者相处时很愉快，当主要照料者等依恋对象离开时会用哭闹等方式迫使其回到自己身边。此外，该阶段的婴幼儿已具备爬行能力，从而能够发展出主动与人交往的能力。2 岁的幼儿已经愿意到邻居家里玩耍，并且愿意亲近陌生人，不再像 6 月龄时那样对陌生人充满恐惧。

发展伙伴关系阶段一般指 24 ~ 36 月龄时期，该阶段的幼儿身体动作能力逐渐增强，能够自由地行走或跑跳，活动空间大大扩展，开始有了自我表现的欲望。他们越来越喜欢和小伙伴们一起玩，与主要照料者分离的痛苦也开始减轻。在与同伴交往的过程中，幼儿主要用身体动作作为交往的手段，如表达自己愿意和同伴一起玩游戏等。这一阶段的幼儿开始产生最初的友谊。

3. 人际交往能力的训练方法

（1）亲子交往能力训练方法示例

游戏名称：我来帮妈妈。

适合年龄：1.5 ~ 2 岁。

游戏目的：训练幼儿的亲子交往能力。

游戏方法：妈妈带着幼儿一起做家务，发现东西不够，对幼儿发出“宝宝，能不能帮妈妈拿一个东西”的请求，在幼儿答应后，妈妈发出指令让其去拿相应的物品。幼儿帮忙取回物品后，妈妈对其表示感谢，“今天幸好有宝宝的帮助，妈妈才能顺利完成家务。”在游戏过程中，妈妈应注意始终保证幼儿在自己的视线范围内，以确保其安全。

（2）同伴交往能力训练方法示例

游戏名称：一人一颗糖。

适合年龄：2 ~ 3 岁。

游戏目的：训练幼儿的同伴交往能力。

游戏方法：邀请幼儿的同伴来家中玩耍，为其准备若干糖果，糖果数量应多于全体幼儿人数。妈妈向幼儿示意桌子上有许多糖果，引导其将糖果分给同伴。幼儿分好糖果后，妈妈要及时夸奖幼儿的行为。

（3）师幼交往能力训练方法示例

游戏名称：小鱼池塘游。

适合年龄：2.5 ~ 3 岁。

游戏目的：训练幼儿的师幼交往能力。

游戏方法：教师向幼儿讲述故事“这里有个白纸池塘，有很多小鱼想去这个池塘游泳。”教师伸出手掌，故作神秘地说：“宝宝们仔细看，老师的手能变出很多小鱼。”教师示范手形画，利用印泥、手掌等在白纸上画出小鱼的轮廓，再用中性笔添画其他细节，随后指导幼儿按手印，帮助其画小鱼的其他细节。画好后，教师与幼儿一起数数有多少条小鱼在池塘里游泳，并请幼儿介绍自己的画。最后，教师要给予幼儿肯定，并为其鼓掌。

思考与练习

1. 根据思维训练方法示例设计一个新的思维训练方法。
2. 简述 4 ~ 6 月龄婴儿的语言发展评价指标。
3. 简述婴幼儿人际交往发展的特点。

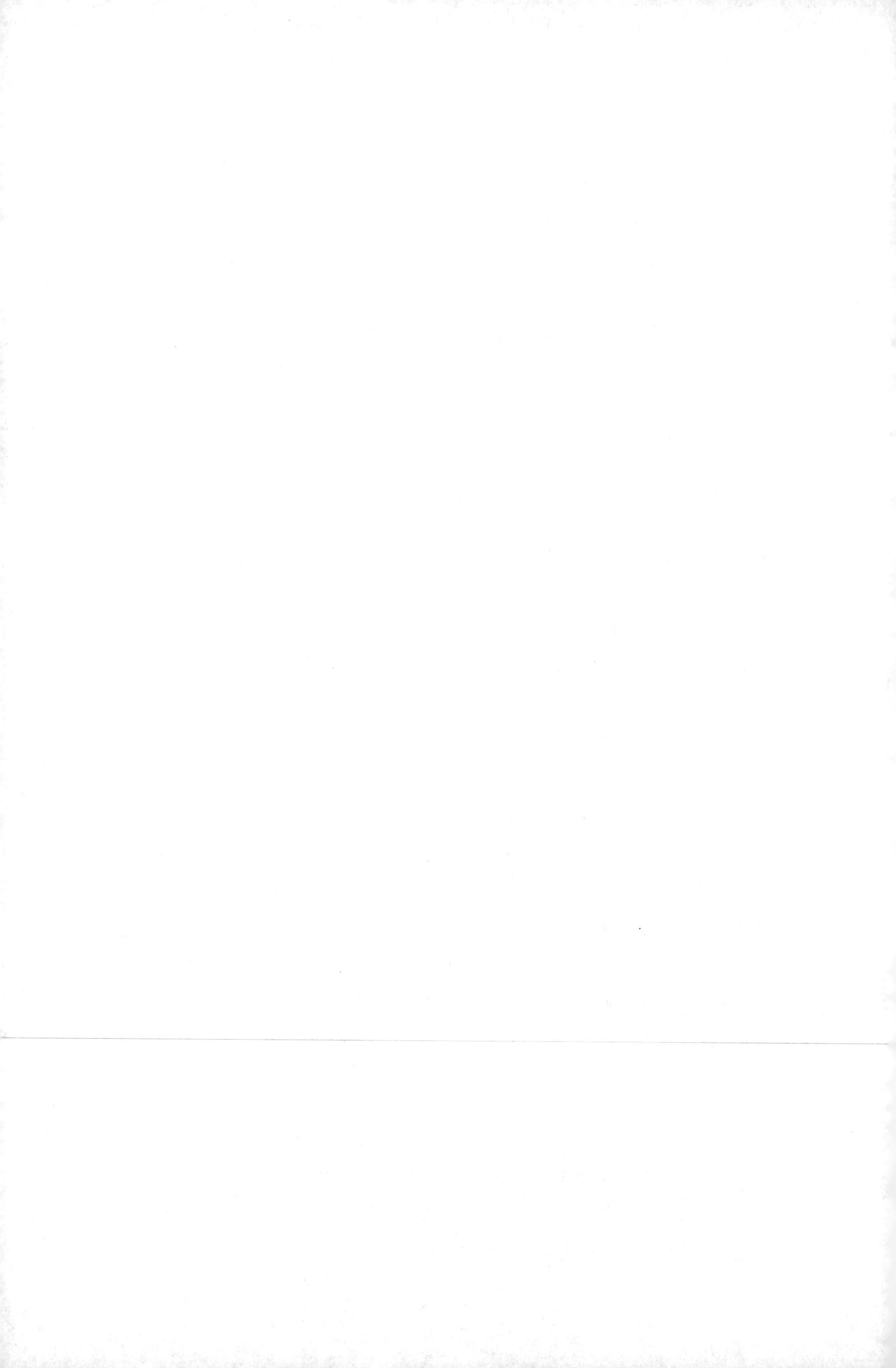

模块四

婴幼儿常见症状照护

婴幼儿由于自身免疫功能尚未发育完善，免疫力低下，生理调节及适应能力还不够成熟，防御能力差，因此易患多种疾病。婴幼儿疾病来势凶、易反复、病情变化快，种类与成人也有很大区别，多为呼吸、消化等系统疾病，患病过程中易发生合并症或并发症。同时婴幼儿年龄小，无法用言语表达自己的病痛，因此需要成人在日常生活中细心观察，尽早发现异常症状，及时处理或就医。

课题一 哭闹

能力目标

- 能知晓婴幼儿发生哭闹的原因。
- 能通过观察婴幼儿的临床表现辨别婴幼儿哭闹的原因。
- 能正确开展对婴幼儿哭闹的照护。

哭闹是婴幼儿与人交流的一种方式，是婴幼儿无法用语言清晰表达而采用的方式，也可能是来自体内或体外不良刺激导致不适的一种本能反应。对于哭闹的婴幼儿，特别是长时间或阵发性啼哭剧烈者，照护者一定要仔细排查原因，以免因疾病处理不及时而造成严重后果。

一、原因

婴幼儿哭闹的常见原因一般分为生理因素、病理因素和心理因素。婴幼儿哭闹的常见原因如图 4–1–1 所示。

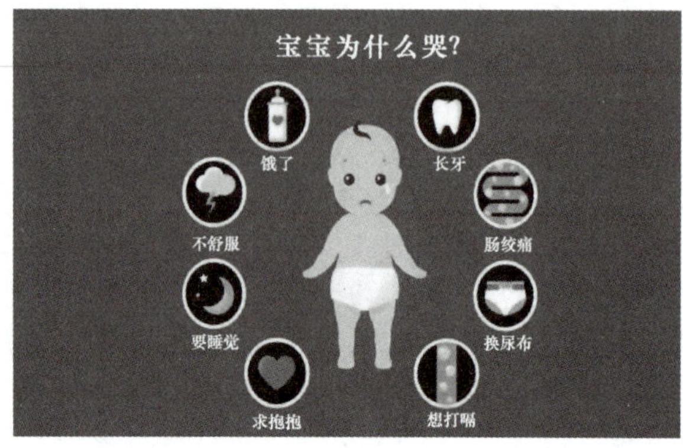

图 4–1–1　婴幼儿哭闹的常见原因

1. 生理因素

（1）饥饿

哭闹在餐前发生，哺喂后仍啼哭者，要注意是否有吸吮困难或吞咽困难，或者奶量不足。

（2）环境刺激

环境刺激多为尿布潮湿，衣被过多、过少、过紧、粗糙导致过热、过冷、肢体不适，或者有硬物等刺激，躺坐体位不适，口渴，睡眠不足，排大小便，以及过强的声光刺激等。

（3）习惯性

4 月龄以内的婴儿由于日醒夜眠的睡眠规律尚未完全形成，夜间易因饥饿或排泄引起哭闹。若照护者怕影响其他人休息而迁就，如夜间搂抱或边拍边走或摇哄，易使其养成日睡夜醒、一到夜间就哭闹的反常习惯。

2. 病理因素

任何疾病引起的身体不适或疼痛都是婴幼儿哭闹不止的常见原因，有些哭闹甚至发生在其他临床症状尚未明显出现前，此时照护者需要提高警惕，以免产生严重后果。以下列举了常见的婴幼儿疾病。

（1）消化系统疾病

口腔疾病：如鹅口疮，婴幼儿因吸吮疼痛而哭闹。照护者可仔细检查其口腔，观察是否有口腔黏膜异样。

肠道疾病：如肠套叠，多见于 4 ~ 10 月龄体型较胖的健康婴儿，是婴幼儿病理性哭闹最常见且最具特征性的疾病之一；功能性阵发性腹痛（或称肠绞痛），目前还没有找到确切的病因，可能与婴幼儿对奶过敏、胃肠功能发育不成熟、更换饮食或进食过多糖类致肠胀气等有关；嵌顿疝，突然发作是该病的特征，过去多有同样发作史；肠道感染，多伴有明显的消化道症状，如腹泻、呕吐、发热等；肠道寄生虫，如蛔虫、蛲虫，会引起腹痛或瘙痒难耐而导致婴幼儿哭闹。

（2）呼吸系统疾病

呼吸系统感染，如咽喉部疼痛导致吞咽困难，可能有吞咽即哭的现象。

（3）神经系统疾病

颅内感染，如脑膜炎，可引起颅内压增高、呕吐、尖叫等。

（4）营养障碍性疾病

如佝偻病，患儿多夜啼，患儿因缺乏维生素 D 而体内钙、磷代谢紊乱；严重的维生素 B_1 缺乏症。

3. 心理因素

某些婴幼儿对母亲有过度依恋感，一旦母亲离开，易产生寂寞、焦虑，比平时更敏感；也有些婴幼儿为达到某种目的可出现要挟性啼哭，如果照护者不予理睬，会自行停止哭闹。

二、临床表现

1. 时间特点

（1）生理性啼哭

生理性啼哭时间常较短暂，一旦要求得到满足或被其他事物分散注意力，就会停止。进食前或午夜啼哭常是饥饿所致，进食或吞咽时啼哭要注意是否食用奶量过多或过少。习惯性哭闹多表现为昼眠夜啼，白天安静睡眠，夜间兴奋，喜抱和玩耍，一旦熄灯即哭闹。

（2）病理性啼哭

因为疾病症状不可能马上缓解，因此病理性啼哭常为持续性或反复性啼哭。如果啼哭发生在进食时，照护者要注意观察婴幼儿是否有口腔疾患、鼻塞或者呼吸道疾病症状。肠套叠每次发作约数分钟，发作后可入睡或继续玩耍，反复发作，如果发作次数增多、持续时间延长、间歇时间缩短，要注意是否病情加重。肠绞痛多在进食时或傍晚发生，呈阵发性，持续数分钟至数十分钟，排气或排便后可缓解。若婴幼儿排便时哭闹，照护者要注意观察是否有肠炎、肛裂、脱肛、尿道疾病等情况。佝偻病患儿常表现为睡眠不踏实，易激惹，夜间易哭闹。维生素 B_1 缺乏患儿可出现烦躁不安、夜啼等。

2. 声调特点

当婴幼儿的啼哭声调较平和时，常常是生理性啼哭，哭声洪亮，有时为了要挟，声调可突然提高或哭声时高时低，但高调的持续时间不长。当婴幼儿患有脑部疾病如颅内感染时，其啼哭表现为高调尖叫；当婴幼儿患有癫痫时，一般哭为先导，然后出现抽搐；当婴幼儿哭声嘶哑时，可能患有喉部疾病；当哭声由强变弱或衰弱无力时，常常预示着疾病较重；当受到惊吓或强刺激时，婴幼儿会突然啼哭，哭声响亮。

3. 伴随症状

当婴幼儿啼哭时，照护者要仔细观察是否有伴随症状。饥饿性哭闹在餐前发生，哭声较响，当抱起婴儿时，头会自然转向怀抱者，同时做出吸吮动作。强声光刺激引起的哭闹可表现为突然发作，哭闹伴随神色惊慌或面色改变。中枢神经系统疾病患儿常伴有喷射性呕吐、发热、精神异常、囟门饱满隆起；鹅口疮患儿会因吸吮疼痛而哭闹，可同时有流涎、拒食的症状；肠套叠患儿常伴有面色苍白、表情痛苦、手足乱动或屈腿，呕吐胃肠内容物或胆汁，后期可有黑便，腹部可触及包块；肠道感染患儿可伴有腹泻、呕吐、发热、肠鸣音亢进；啼哭时伴有面色苍白、呕吐、便秘者，有肠梗阻可能；蛔虫感染者可在粪便中发现蛔虫卵，蛲虫感染者哭闹时可在肛周发现蛲虫，佝偻病患儿可伴有多汗、枕秃、前囟门过大或闭合延迟。婴幼儿剧烈哭闹后突然出现的呼吸暂停现象常在情绪急剧变化时发作，有呼气过度、口唇发绀、躯干四肢挺直或手脚抽搐等表现，持续 0.5 ~ 1 分钟后可恢复，多见于发脾气、需求未得到满足时。

三、照护措施

1. 一般照护

婴幼儿感到不适后的主要反应就是啼哭。排除饥饿、排泄，以及产生疼痛的外来刺激如异物、衣被过多过少过紧等因素后，照护者要仔细检查婴幼儿全身，从头到颈、躯干、四肢等稍用力抚摩。如果有触到病痛部位，婴幼儿一般会加剧啼哭或把照护者的手拨开，反复几次，可发现病症部位。同时，照护者要注意观察婴幼儿的精神状态，精神状态是反映病情轻重程度的重要指标；观察婴幼儿的饮食及大小便情况，根据不同疾病调整饮食结构及饮食量。

2. 对症处理

如果婴幼儿为生理性啼哭，针对原因除去外界刺激后就会停止哭闹，如及时哺喂，更换尿布，调整衣被、室温至合适，保持相对安静的环境，避免受惊吓等。

如果排除生理性原因后婴幼儿仍哭闹不止，则要根据具体特征性症状分别对待。若确认是病理性啼哭，则要及时就医，以免延误病情。

对于有分离焦虑的婴幼儿，照护者准备离开前给其一些爱的提示，如一个拥抱或亲吻，并向其保证过一会儿再回来，反复几次，可逐渐消除婴幼儿与亲密的人分离时的紧张情绪。对于因某种不合理需求而要挟性哭闹的婴幼儿，照护者不能无条件妥协，可以先不予理睬，待其情绪稍平稳后再拥抱或抚触，同时跟婴幼儿说话，教会其用正确的方式表达情绪与需求。

3. 预防措施

照护者要做到合理喂养，掌握好排泄规律，保持合适的环境温湿度，注意穿戴、衣被合适，睡前尽量避免婴幼儿过度兴奋，日常多与婴幼儿进行情感交流，使其形成良好的情绪和行为习惯。

思考与练习

1. 简述婴幼儿哭闹的原因。
2. 简述对婴幼儿哭闹的照护要点。

课题二
呕吐

能力目标

- 能知晓婴幼儿发生呕吐的原因。
- 能正确描述婴幼儿呕吐的临床表现。
- 能正确开展对婴幼儿呕吐的照护。

呕吐是指由于各种原因引起食管、胃、肠道逆蠕动，使胃内容物通过松弛的食管括约肌从口腔、鼻腔排出的现象。呕吐是婴幼儿常见的症状之一，其表现轻重不一，频繁剧烈呕吐可导致水、电解质紊乱及酸碱平衡失调，长期慢性呕吐可导致营养不良，呕吐还可引起吸入性肺炎甚至窒息。

一、原因

1. 生理因素

婴幼儿呕吐主要为生理性胃食管反流，又称溢乳，多见于小婴儿。婴儿消化系统发育尚未完善，胃容量小，呈水平状态，食管下端括约肌发育不成熟或神经肌肉协调功能差，不能起到抵抗反流的作用；加之喂养不当，如喂食过多、过急，或在哭闹时喂奶导致吞咽过多空气，胃内容量增多，压力增大，常在吃奶后自嘴里溢出少量奶汁。

2. 病理因素

呕吐作为婴幼儿疾病的临床表现，其病因错综复杂，可在小儿各个系统疾病之中出现。

（1）消化道梗阻

婴幼儿因消化道梗阻，使摄入的食物或消化道分泌物不能顺利通过胃肠道，进而逆行从口腔排出，常见于：

1）先天性消化道畸形，包括消化道不同部位的狭窄、闭锁或管壁发育不良，如食管闭锁、肥厚性幽门狭窄、肠旋转不良、肠闭锁、巨结肠等。

2）后天性病变引起的消化道梗阻，如幽门痉挛、肠套叠、肠扭转、肠道异物或蛔虫引起的梗阻等。

（2）感染性疾病

消化道感染如急性胃肠炎、病毒性肝炎、胆囊炎、胰腺炎、阑尾炎等，呼吸道感染如扁桃体炎、中耳炎、肺炎等，以及尿路感染、急性肾炎、败血症等，均可导致肠道功能紊乱或毒素刺激胃肠道引起呕吐。

（3）中枢神经系统疾病

颅内感染如脑膜炎，脑脓肿，颅内占位性病变、颅内出血、颅脑损伤等所致的颅内压升高，脑膜刺激征等都可引起呕吐。

（4）咽下综合征

咽下综合征是新生儿呕吐的常见原因之一，是由于吸入污染的羊水或产道中的血液、黏液而刺激胃黏膜引起。

（5）其他

药物、农药、金属中毒等对胃肠道产生局部刺激，以及毒物作用于中枢神经系统等都可导致婴幼儿呕吐。此外，应激性溃疡、胎粪性便秘及前庭功能异常引起的晕动症等均可导致婴幼儿呕吐。

3. 心理因素

某些婴幼儿可能会因紧张、焦虑、过度哭泣或受到惊吓引发呕吐，一般呕吐后即可进食，体重与营养状况不受影响，情绪恢复正常后呕吐也随即停止。还有一部分婴幼儿的呕吐为神经性呕吐，婴幼儿无器质性病变，呕吐常与心理社会因素有关。

二、临床表现

1. 时间特点

溢乳大多数发生在喂奶后，喂奶后即有 1 ～ 2 口乳汁反流入口腔及口角边；患有食管闭锁及咽下综合征的婴儿出生后即可出现呕吐现象；新生儿出生后数日内不排胎便或排便量过少可导致呕吐；肠旋转不良患儿常于出生后 3 ~ 5 天开始呕吐，每次喂奶不久后即吐；先天性巨结肠患儿常于出生后 2 ~ 6 天内出现呕吐；幽门痉挛患儿多于出生后一周内出现呕吐；幽门肥厚性狭窄患儿常在出生后 2 ~ 3 周内出现呕吐，每次发生的时间为喂奶后 15 ~ 30 分钟，且呕吐症状越来越严重；溃疡病并发幽门梗阻患儿多在饭后 6 ~ 12 小时呕吐。上部胃肠道梗阻和秋季腹泻所致的呕吐多在疾病早期出现，下部胃肠道梗阻和肾衰竭引起的呕吐多在疾病晚期出现。

2. 呕吐性质

喷射性呕吐是指大量胃内容物突然从口腔、鼻孔喷涌而出，常见于颅内压增高、幽门梗阻等；持续性呕吐常见于消化道炎症、消化道梗阻等；间歇发作性呕吐常见于幽门痉挛、颅内占位性病变。呕吐物呈鲜红色，说明血液未与胃酸及胃内容物发生反应，提示婴幼儿有急性胃肠道大出血；呕吐物呈咖啡色，说明出血速度相对缓慢；出生当天呕吐物含咖啡色，应考虑可能由吞咽产道的血液引起；呕吐物呈黄绿色，提示胆汁返流入胃。呕吐物为原奶者，提示病变在食管；呕吐物为奶汁、奶凝块、食物而无胆汁，多见于幽门痉挛或梗阻；呕吐物含胆汁，多见于剧烈呕吐者或病变在十二指肠壶腹以下；呕吐物含粪汁或粪臭味者，提示低位肠梗阻。

3. 伴随症状

呕吐伴发热，多有感染存在；呕吐伴腹泻，提示急性胃肠炎，易出现脱水及电解质紊乱；呕吐伴腹胀，无粪便，可能为消化道梗阻、胎粪性便秘；呕吐伴阵发性哭闹，常见于肠套叠、嵌顿疝；呕吐伴便血，常为消化道出血；呕吐伴囟门饱满、头痛、嗜睡、惊厥，提示颅内压升高、脑膜刺激征等。

三、照护措施

1. 一般照护

呕吐时取头高脚低右侧卧位，一般头抬高 15° ~ 30°，以防呕吐物吸入呼吸道而窒息。呕吐后要及时清除口腔内呕吐物，动作要轻柔，防止损伤口腔黏膜，可用纱布蘸温水擦拭口腔内部，如果婴幼儿不配合，也可通过饮水的方式清洁口腔。及时清除口角、面部、颈下、耳后等处的呕吐物，保持局部皮肤清洁，更换衣物。观察呕吐的特点，呕吐物的颜色、气味、性质、量及伴随症状，区别溢乳和疾病引起的呕吐。由于呕吐会导致吸入性肺炎或窒息，或导致脱水、电解质紊乱等，因此照护者需要密切观察婴幼儿的生命体征、皮肤黏膜的弹性、尿量、精神反应等。

2. 对症处理

婴幼儿发生呕吐后，照护者除需采取一般照护措施外，还应积极寻找发生呕吐的原因，做好对症处理。

（1）正确喂养

尽量鼓励家长母乳喂养，因为母乳喂养的婴幼儿胃肠道成熟更快。喂养时要注意掌握喂奶的时间、次数和量，不能过于频繁，不要总以为婴儿啼哭都是饥饿引起的。教会婴儿家长正确判断婴儿饥饿的方法：将手指放在婴儿嘴角边，婴儿的头如果跟随手指转动，同时嘴唇有吸吮的动作，则可判断婴儿饥饿。哺乳时尽量采取斜坡式，避免水平位，喂好后将婴儿竖抱，并轻拍其背部以使吞咽的空气排出；使用奶瓶喂养时，一定要注意奶嘴的孔洞不能太大，在吃奶时奶瓶的奶应充满奶嘴，否则容易吞入空气。

（2）禁食照护

如果婴幼儿呕吐症状轻，无呛咳、发绀及其他并发症，可不做特殊处理。当婴幼儿呕吐频繁时，应给予禁食，以减轻对胃黏膜的刺激，禁食的时间根据病因及婴幼儿腹胀、呕吐的情况而定。禁食期间要密切观察婴幼儿的哭声、动作、觅食反射程度等。如果禁食后呕吐的症状未缓解，应立即就医，不要盲目进行长时间的禁食，以免婴幼儿发生低血糖。

（3）胎粪性便秘的处理

可用肥皂头或开塞露塞肛，刺激肠蠕动，还可配合腹部按摩（四指并拢，以脐为中心，顺时针方向运动，压力和速度适中，每 4 ～ 6 小时 1 次，在喂奶 30 分钟后进行，每次按摩 5 ～ 10 分钟）。一般胎便排出后，呕吐、腹胀症状即可消失。

（4）心理因素引发呕吐的处理

对于因心理因素引起的呕吐，照护者应给予精神安慰，守护在婴幼儿身边，转移婴幼儿注意力，稳定其情绪，消除不良心理刺激，勿在进食时责备婴幼儿的缺点、错误。同时，告知家长不要过分注意婴幼儿的呕吐症状，避免在其面前表现出紧张和焦虑。婴幼儿进食时，尽量为其营造安静、舒适、干净的环境，减少外界干扰因素，避免婴幼儿受到刺激而啼哭进而发生呕吐。

（5）及时就医

当婴幼儿出现以下情况，应及时就医：频繁呕吐，呕吐持续时间超过 24 小时，呕吐物中含有血液或胆汁，严重腹痛、腹泻、腹胀，腹部隆起变大，疲乏无力或极其烦躁易怒，黄疸，出现脱水的症状或体征，不能摄入足量的液体，囟门饱满、头痛、嗜睡、惊厥等。

3. 预防措施

照护者应对家属做好婴幼儿喂养指导，按摩、抚触、洗澡、喂药等都应放在喂奶前，以防喂奶后过多翻动婴幼儿；做好婴幼儿皮肤黏膜、脐部的照护，预防消化道、呼吸道、泌尿道、神经系统感染和败血症；寻找病因及诱发因素，积极治疗原发病，去除病因。

思考与练习

1. 简述婴幼儿呕吐的性质。
2. 简述对婴幼儿呕吐的一般照护措施。

课题三
发热

能力目标

◆ 能知晓婴幼儿发热的原因。

◆ 能通过观察婴幼儿的临床表现辨别婴幼儿发热的原因。

◆ 能正确开展对婴幼儿发热的照护。

发热是指机体体温调节中枢受致热源影响或功能失常，产热增多，散热减少，体温调定点上移，导致体温超过正常范围的现象。正常人体温度维持在37 ℃左右，一般超过37.3 ℃称为体温升高，38 ~ 39 ℃为中度发热，超过39 ℃为高热，41 ℃以上为超高热。高热是婴幼儿最常见的急诊症状，可引起氧耗增加、脱水、代谢紊乱、神经功能障碍等。急剧升高的体温常使婴幼儿出现抽搐现象。因此，照护者对高热患儿应加以重视，及时处理，避免不良后果。

一、原因

引起婴幼儿发热的原因主要有感染性因素和非感染性因素。

1. 感染性因素

(1) 细菌

如链球菌感染、伤寒及其他沙门菌属感染、败血症、脓毒败血症、结核病、化脓性脑膜炎、细菌性痢疾等。

(2) 病毒

如水痘、麻疹、流行性腮腺炎、病毒性肝类、脊髓灰质炎、新生儿宫内感染等。

(3) 其他病原体

如螺旋体、立克次体、真菌、寄生虫等。

2. 非感染性因素

（1）生理原因

如衣被过厚、剧烈运动后等。

（2）免疫性疾病

如风湿热、类风湿性关节炎、系统性红斑狼疮、皮肌炎等。

（3）组织损伤

如白血病、恶性淋巴瘤，严重创伤、烧伤，大手术导致大量失血、失液等。

（4）病理性肌肉过度运动

如惊厥或癫痫大发作等。

（5）体温调节中枢障碍

如中暑等。

（6）其他

如疫苗接种、溶血性贫血、内分泌异常（如甲亢）等。

二、临床表现

1. 热型

根据发热者在不同时间测得的体温数值绘制出曲线，该曲线的不同形态称为热型。婴幼儿的热型常有以下几种，较成人不典型。

（1）稽留热

体温维持在 39 ~ 40 ℃，甚至 40 ℃以上，常持续数天甚至数周。多见于伤寒、大叶性肺炎等。

（2）弛张热

体温在 39 ℃以上，且波动幅度大，24 小时内波动幅度可超过 2 ℃。常见于败血症、化脓性的细菌感染等。

（3）间歇热

体温突然升至 39 ℃以上，持续数小时或更长时间后又迅速降至正常，间隔 1 ~ 3 日再发作。多见于痢疾、急性肾盂肾炎等。

（4）不规则热

发热无一定规律，且持续时间不定。多见于流感、结核病、风湿热、癌症的发热等。

2. 症状体征

（1）呼吸系统

可出现呼吸加快，呼吸系统感染可伴有流涕、咳嗽、咽部充血、肺部啰音等，严重者可出现呼吸困难，如鼻翼翕动、呼吸急促、三凹征等。

（2）心血管系统

可出现心率增快、面色潮红或苍白、皮肤发热或肢体发凉，严重者可致心律失常。若为败血症、流行性出血热、急性白血病等，可伴有皮肤黏膜出血、淋巴结肿大等。

（3）消化系统

可有呕吐、食欲减退、腹胀、便秘或腹泻、肝脾肿大、黄疸等。

（4）神经系统

高热时常伴有寒战、烦躁不安或精神萎靡、头痛、昏迷。由于体温升高，颅内血流量增加，颅内压增加，大脑皮质过度兴奋或高度抑制，患儿表现为烦躁、头痛、惊厥或昏睡、昏迷。流行性乙脑、流行性脑脊髓膜炎、中毒性细菌性痢疾等常先高热后昏迷，颅内出血一般先昏迷后发热。

三、照护措施

1. 一般照护

（1）病情监测

规律监测患儿精神状态，观察面色情况，定时测量体温，观察体温变化，准确记录热型、心率、呼吸及是否出现伴随症状体征。体温一般每 4 小时监测 1 次，如果为超高热或伴有其他特殊情况，需 1 ~ 2 小时测量 1 次，实施降温处理 30 分钟后需复测，以观察降温效果。

（2）日常起居照护

保持室内环境安静、空气流通、室温适宜，避免逗玩和探视，让患儿多休息。勤擦浴，保持皮肤清洁干燥，避免汗腺阻塞。退热过程中大量出汗后，应及时更换衣被。

（3）饮食照护

发热时代谢增加，体内营养素大量消耗，但胃肠功能减弱，故应供给高热量、高蛋白、高维生素、易消化的流质或半流质饮食，如奶、面汤、粥、羹、新鲜果汁等，少食多餐，多补水，避免油腻，必要时静脉补充液体、电解质。

2. 对症处理

（1）物理降温

婴幼儿发热时首选物理降温，利用热辐射、热传导作用散热，如宽衣松被解包裹、温水浴或温水擦洗、冷毛巾湿敷或毛巾包裹冰袋冰敷前额。

（2）药物降温

根据医嘱合理使用降温药物。即使需要给药，一般也是临时应用，不宜长期使用。药物开始用量不宜过大，常用药物有对乙酰氨基酚、布洛芬等。用药期间严密观察，中草药及其制剂的使用也要严格遵医嘱或在医师指导下使用，以避免不良反应。

（3）口腔护理

由于发热，患儿唾液分泌减少，口腔内食物残留，细菌容易滋生繁殖，同时机体由于抵抗力降低、摄食减少或不均衡，使得维生素摄入缺乏等，易出现口腔感染，因此需要加强口腔护理。可以在餐后适量饮水，或者定时在晨起、餐后、睡前用蘸有生理盐水的棉棒擦拭口腔，以保持口腔清洁。

3. 预防措施

婴幼儿由于体温调节中枢功能发育尚不完善，体温易受外界环境影响，因此照护者要注意根据气温及时增减婴幼儿衣物及被褥，保持室内空气流通及室温适宜，一般维持室温在 22 ~ 24 ℃。婴幼儿出现发热后一定要及时处理，以免高热惊厥，引起严重后果。

思考与练习

1. 简述引起婴幼儿发热的常见原因。
2. 简述婴幼儿发热的对症照护方法。

课题四
腹泻

能力目标

- 能知晓婴幼儿发生腹泻的原因。
- 能正确描述婴幼儿腹泻的临床表现。
- 能正确开展对婴幼儿腹泻的照护。

婴幼儿腹泻是指由多种病原、多种因素引起的，以大便次数增多和大便性状改变为特点的一组消化道综合征，是婴幼儿时期的常见病和多发病，6 月龄至 2 岁的婴幼儿发病率较高，发病季节以夏秋季为主。腹泻是引起婴幼儿营养不良、生长发育障碍的主要原因之一。

一、原因

1. 非感染因素

（1）饮食因素

1）喂养不当：如喂养不定时、食物的品种和量不恰当、过早或过多给予淀粉类或脂肪类食物而引起腹泻；进食刺激肠道的调料或富含纤维素的食物，可引起腹泻；进食高果糖的果汁，可引起高渗性腹泻。

2）过敏性腹泻：对牛奶、豆浆等过敏或不耐受而引起腹泻。

3）原发性或继发性双糖酶缺乏：乳糖酶活力降低，肠道对乳糖的消化吸收不良，使乳糖积滞，引起腹泻。

（2）气候因素

气温降低，腹部受凉，使肠蠕动增加；天气太热使消化液分泌减少，或因口渴摄奶过多等，都可使消化道功能紊乱而引起腹泻。

2. 感染因素

（1）肠道内感染

1）病毒感染：寒冷季节 80% 的婴幼儿腹泻是由病毒感染引起的，以轮状病毒引起的腹泻最为常见，其他还有柯萨奇病毒、埃可病毒、诺如病毒、冠状病毒、星状病毒等。

2）细菌感染：大肠埃希菌为主要病原，包括致病性大肠埃希菌、产毒性大肠埃希菌、侵袭性大肠埃希菌、出血性大肠埃希菌、黏附－聚集性大肠埃希菌，其他还有志贺菌、空肠弯曲菌、耶尔森菌、沙门菌、金黄色葡萄球菌、变形杆菌等。

3）真菌感染：白色念珠菌、曲霉菌等可引起腹泻。

4）寄生虫感染：临床已少见，较常见的有蓝氏贾第鞭毛虫、阿米巴原虫、隐孢子虫等引起的腹泻。

（2）肠道外感染

呼吸道、泌尿道及皮肤感染均可引起婴幼儿腹泻，其发生原因为病原体释放的毒素作用于肠道、局部刺激或肠道外感染的病原体同时感染肠道，使消化功能紊乱，引起腹泻。

（3）抗生素相关性腹泻

由于长期应用广谱抗生素，导致肠道菌群紊乱，正常菌群减少，耐药金黄色葡萄球菌、难辨梭状芽孢杆菌、变形杆菌、白色念珠菌等大量繁殖，引起药物难以控制的肠炎，造成腹泻。

二、临床表现

1. 急慢性腹泻

病程在 2 周以内的腹泻称为急性腹泻，病程超过 2 个月的腹泻称为慢性腹泻。

（1）急性腹泻

不同病因引起的腹泻常有相似的临床表现。轻型腹泻起病可急可缓，主要是胃肠道症状，表现为：食欲缺乏，偶有呕吐；大便次数增多，一般每天在 10 次以内，每次量不多，大便呈黄色或黄绿色，带奶瓣或泡沫；无明显脱水及全身中毒症状，在数日内可痊愈。重型腹泻起病常较急，胃肠道症状较重，表现为：食欲缺乏，常伴呕吐、腹胀、腹痛；大便次数每日十余次到数十次，量多，呈黄绿色水样或蛋花汤样，含水分多，有少量黏液；还表现为水、电解质、酸碱平衡紊乱症状，如脱水、代谢性酸中毒、低钾血症、低钙血症、低镁血症等，以及全身中毒症状，如发热、体温可高达 40 ℃、烦躁不安、嗜睡甚至昏迷、休克等。

（2）慢性腹泻

慢性腹泻以人工喂养婴幼儿、营养不良患儿多见，表现为腹泻症状迁延不愈，大便次数和性质不稳定，严重时也可出现水、电解质紊乱症状。营养不良患儿的腹泻容易迁延不愈，同时持续性腹泻又加重了营养不良，两者互为因果，形成恶性循环，最终引起免疫功能低下，导致多脏器功能异常。

2. 生理性腹泻

生理性腹泻常见于 6 月龄以下的婴儿，其外观虚胖，出生后不久即出现腹泻，大便每日数次甚至十几次，稀黄，一般没有腥臭味，常伴有湿疹；除大便次数增多外无其他症状，食欲好，无呕吐，生长发育不受影响，添加辅食后大便即逐渐转为正常。但是长时间的生理性腹泻容易继发细菌性肠炎、肛周糜烂，偶尔也可发生短暂的肠绞痛，致使患儿哭闹。

3. 常见肠炎的临床表现

（1）轮状病毒肠炎

轮状病毒肠炎多见于 6 月龄至 2 岁的婴幼儿，潜伏期 1 ~ 3 天，为自限性疾病，自然病程 3 ~ 8 天，多发生在秋冬季，又称秋季腹泻。轮状病毒肠炎起病急，病初即出现呕吐，大便次数多、量多、水多，呈黄色或淡黄色，水样或蛋花汤样，无腥臭味，常伴有发热和上呼吸道感染症状，易并发脱水、酸中毒及电解质紊乱。

（2）产毒性细菌引起的肠炎

产毒性细菌引起的肠炎潜伏期 1 ~ 2 天，为自限性疾病，病程 3 ~ 7 天，也可更长，多发生于夏季，起病较急。轻症仅有大便次数增加及性状轻微改变的表现。重症腹泻频繁、量多，大便呈水样或蛋花汤样，混有黏液，常伴有呕吐及发热，严重者可并发脱水、电解质和酸碱平衡紊乱。

（3）侵袭性细菌性肠炎

侵袭性细菌性肠炎潜伏期长短不等，全年均可发病，起病急。表现为腹泻频繁，大便呈黏液状，带脓血，有腥臭味，常伴有恶心、呕吐、腹痛及里急后重，可出现严重的全身中毒症状，如高热、热惊厥、意识改变甚至休克。

（4）出血性大肠埃希菌肠炎

出血性大肠埃希菌肠炎表现为大便次数增多，开始呈黄色水样便，后转为黏液脓血便或血性便，有特殊臭味，常伴有腹痛，体温多正常，严重者可出现溶血尿毒综合征和血小板减少性紫癜。

（5）真菌性肠炎

真菌性肠炎多见于 2 岁以下的婴幼儿，常为白色念珠菌所致。表现为大便次数增多，黄色稀便，泡沫多且带有黏液，有时可见豆腐渣样细块，偶见血便。婴幼儿病情多较重，常并发于其他感染，如鹅口疮。

三、照护措施

1. 一般照护

（1）调整饮食

患儿患病后一般应继续进食，可根据病情适当调整饮食，以满足生理需要、促进恢复；停止进食可能被污染的食物和富含脂肪类的食物，禁食生、冷、硬、粗纤维含量高的食物。母乳喂养者继续哺乳，可减少哺乳次数，暂停辅食添加。人工喂养者可喂米汤、酸奶、脱脂奶等，随着病情稳定和好转，逐步从流质、半流质饮食过渡到正常饮食。伴有严重呕吐者可禁食 4 ~ 6 小时，不禁水，待好转后继续喂食。疑为双糖酶缺乏者不宜用蔗糖，暂停乳类喂养，改用豆制代乳品或去乳糖配方乳等喂养。腹泻停止后，应逐渐恢复营养丰富的饮食，并每日加餐 1 次，共 2 周。

（2）控制感染

严格执行消毒隔离，感染性腹泻患儿应和其他婴幼儿分开居住，照护患儿前后要洗手，食具、奶具每次用后要洗净并煮沸消毒，不用不洁净的手触摸。被腹泻患儿粪便污染的衣物、便盆等应及时进行消毒处理，以防交叉感染。

（3）病情观察

观察生命体征及全身中毒症状，如是否出现发热、精神萎靡、嗜睡、烦躁等；观察大便次数、颜色、性状、量、气味等；观察水、电解质和酸碱平衡紊乱症状，如脱水情况及程度、低钾血症表现、代谢性酸中毒表现等。如有异常，均需及时就医。

2. 对症处理

（1）发热照护

体温过高者鼓励多饮水，可给予物理降温或药物降温，及时擦干汗液，更换汗湿的衣物。

（2）口腔护理

婴幼儿腹泻会导致机体抵抗力下降，口腔腺体分泌减少，口腔内细菌易发酵，引起细菌繁殖，因此要随时保持口腔清洁。如果发现婴幼儿口腔黏膜有乳白色附着物，应怀疑鹅口疮，及时就医处理。

（3）臀部护理

由于腹泻患儿大便次数多，易引起臀部皮肤发红，故应勤换尿布，可选用吸水性强、柔软的尿布，每次便后用温水清洗臀部并擦干。局部皮肤发红者可涂 5% 鞣酸软膏或 40% 氧化锌油并按摩片刻；局部皮肤溃烂者可用红外线灯照射，每次 20 ~ 30 分钟，每日 1 ~ 2 次，避免烫伤，照射后涂油膏。

（4）其他照护

脱水患儿泪液减少、结膜干燥，照护者可用生理盐水浸润角膜，点眼药膏，用眼罩覆盖。如果患儿有腹痛，可轻轻按摩患儿的腹部，做好腹部保暖或用温水袋敷腹部，转移患儿注意力。

3. 预防措施

提倡母乳喂养，保持乳房清洁；人工喂养婴幼儿不要经常更换奶粉品牌；按时逐步添加辅食，防止过食、偏食及饮食结构突然变动；避免在夏季断奶；注意饮食卫生，食物要新鲜，禁止给婴幼儿吃在冰箱内放置时间较长的食物和不干净的食物；食具、奶具、玩具等定期消毒；教育幼儿饭前便后要洗手，培养良好的卫生习惯；注意气候变化，防止受凉或过热；保证充足的睡眠，加强体格锻炼，适当参加户外活动；避免滥用抗生素，防止肠道菌群失调。

思考与练习

1. 简述婴幼儿腹泻的病因。
2. 简述预防婴幼儿腹泻的措施。

课题五
黄疸

能力目标

- 能知晓婴幼儿黄疸的发生原因。
- 能通过观察婴幼儿的临床表现辨别婴幼儿的黄疸类型。
- 能正确开展对婴幼儿黄疸的照护。

黄疸是指体内胆红素代谢出现异常，导致血清胆红素聚集，皮肤、黏膜、巩膜及其他脏器被黄染。黄疸是婴幼儿尤其是新生儿最常见的临床症状之一，几乎全部的早产儿和近七成的健康新生儿都可在出生后 1 周内出现。黄疸有生理性黄疸和病理性黄疸两类。生理性黄疸在一定条件下可转化为病理性黄疸，严重的病理性黄疸可导致胆红素脑病。

一、原因

1. 生理因素

胆红素主要来源于衰老破坏的红细胞，正常情况下经肝细胞处理并通过肠肝循环由肠道及肾排泄。而新生儿由于胆红素代谢能力不如成人，摄取、结合、排泄胆红素的能力差，因此易出现黄疸，尤其当新生儿处于饥饿、脱水、缺氧、酸中毒、颅内出血等情况时，黄疸会加重。

（1）胆红素生成过多：红细胞破坏较多，其他来源胆红素如骨髓无效造血的胆红素前体增多可导致。

（2）胆红素运送能力不足。

（3）肝细胞摄取能力差。

（4）肝酶系统发育不完善。

（5）肠肝循环增加。

2. 感染因素

（1）胎儿期宫内感染

病原体经胎盘传给胎儿或胎儿通过产道娩出时被感染，导致新生儿肝炎，如巨细胞病毒、乙型肝炎病毒、风疹病毒、单纯疱疹病毒、柯萨奇病毒等，以及梅毒螺旋体、弓形虫等感染。

（2）新生儿期细菌感染

如葡萄球菌、大肠杆菌、溶血性链球菌等导致的败血症。

3. 非感染因素

（1）新生儿溶血病

母婴血型不合导致免疫性溶血。

（2）先天性胆道闭锁

由于肝内外胆道先天发育异常或肝内外胆道感染，导致胆道闭塞。

（3）母乳性黄疸

母乳性黄疸可能与纯母乳喂养儿母乳摄入不足，或母乳内 β－葡萄糖醛酸苷酶活性过高、胆红素肠肝循环增加形成的非溶血性未结合胆红素增高等有关。

（4）遗传性疾病

如葡萄糖 -6- 磷酸脱氢酶（G-6-PD）缺陷症。

（5）药物性黄疸

如由 $VitK_3$、$VitK_4$ 等药物引起的黄疸。

二、临床表现（见图 4-5-1）

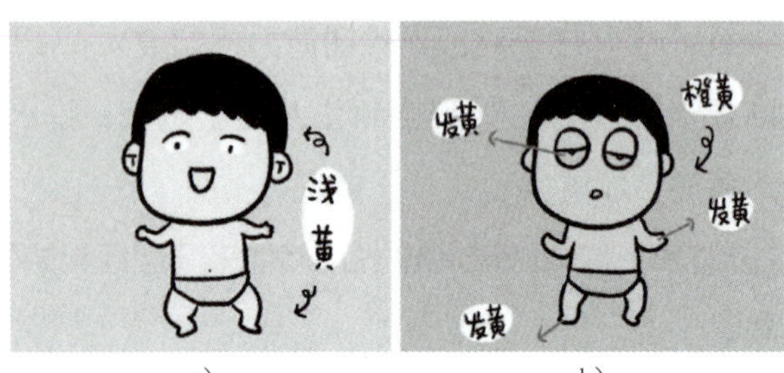

a）　　b）

图 4-5-1　黄疸表现

a）生理性黄疸　b）病理性黄疸

1. 生理性黄疸

（1）黄疸一般在出生后 2 ~ 3 天出现，4 ~ 5 天达高峰，足月儿 7 ~ 14 天消退，早产儿可持续 3 ~ 4 周。

（2）一般情况良好，皮肤呈浅黄色，巩膜微带黄色，尿稍黄，无其他异常伴随症状。

2. 病理性黄疸

（1）黄疸出现时间早，一般于出生后 24 小时内出现。

（2）黄疸程度重，皮肤暗黄或苍黄，足底、手心皮肤也发黄。

（3）黄疸持续时间长，超过 2 ~ 4 周，或进行性加重，或退而复现。

（4）伴大便色泽变淡或呈灰白色如油灰状，尿深黄。

（5）有厌食、少哭、多睡、呕吐、腹泻等异常情况。

（6）严重者肝轻度或中度肿大，甚至发展成肝硬化。神经系统损害时可出现两眼凝视、尖声哭叫、惊厥等胆红素脑病症状，即核黄疸，预后差，可引起死亡或常遗留听力下降、智力落后等后遗症。

三、照护措施

黄疸仅是一种临床表现，涉及原因很多，既可能是生理性原因，也可能是病理性原因。照护者需要结合婴幼儿的症状、体征、必要的检查及监测结果来明确类型，采取相应的措施加以照护，对病理性原因引起的黄疸要及时就诊治疗。

1. 一般照护

（1）加强照护，密切监测生命体征及尿量等的变化。注意观察皮肤、巩膜、大小便的色泽变化，以判断黄疸出现的时间、发展的程度及持续时间。注意观察神经系统的表现，如是否有精神疲乏、厌食、嗜睡、易哭闹尖叫等现象，以预防胆红素脑病的发生。

（2）居室环境保持安静，减少不必要的刺激；做好保暖，避免低体温时游离胆红素增高。

（3）提早哺乳或增加奶量和喂食次数，增加排便排尿次数，促进体内胆红素排泄。

（4）向家长介绍黄疸的相关知识，指导家长进行初步判断，解释病情、治疗效果及可能出现的预后并给予安慰，消除其紧张、焦虑，取得积极配合。

2. 对症处理

（1）对病理性黄疸，要积极处理原发疾病

例如，药物性黄疸经停药、保肝治疗，黄疸会逐渐消退；母乳性黄疸轻症者不影响母乳喂养，可严密观察，重症者可暂停母乳喂养，使用吸奶器将乳汁吸出，待病情稳定后再恢复母乳喂养。

（2）光照疗法

蓝光照射皮肤能降低未结合胆红素。使用蓝光照射治疗时，要注意除双眼用黑色眼罩、外生殖器用尿布遮盖外，需全身裸露，与光源保持 20 ~ 25 厘米的距离。可仰卧、侧卧、俯卧交替进行，以使皮肤均匀受光。俯卧时要注意观察，以免口鼻压迫，影响呼吸。夏季光疗时要注意通风，以免灼伤，冬季注意保暖。一般光疗持续 1 ~ 4 天。光疗期间由于会造成失水增加，故应适时补充液体。光疗期间皮肤可能变成青铜色，停止光疗后可自行消退。光疗期间可出现发热、便稀、皮疹等副作用，可视症状严重程度适时停止光疗。

（3）换血疗法

换血疗法适用于严重溶血症或有胆红素脑病的早期表现者。换血术后要密切观察病情，监测生命体征及血常规、血糖、胆红素，观察黄疸消退及伤口情况，注意伤口清洁，以防感染。

（4）药物治疗

药物治疗时要严格遵医嘱，使用白蛋白、肝酶诱导剂如苯巴比妥，及时使用 5% 碳酸氢钠纠正酸中毒。

3. 预防措施

（1）黄疸出现后要严密观察，注意预防潜在并发症胆红素脑病。

（2）对已出现核黄疸的患儿，应注意观察是否有后遗症产生，及时指导康复锻炼。

（3）对葡萄糖 -6- 磷酸脱氢酶（G-6-PD）缺陷症患儿，叮嘱家长以后禁止给食蚕豆及其制品，忌用磺胺类药物，日常生活避免接触樟脑丸，以免发生溶血。

思考与练习

1. 简述引起婴幼儿黄疸的常见原因。
2. 简述婴幼儿黄疸的对症照护方法。

课题六 湿疹

能力目标

- 能知晓婴幼儿发生湿疹的原因。
- 能正确描述婴幼儿湿疹的临床表现。
- 能正确开展对婴幼儿湿疹的照护。

湿疹是指由多种因素引起的与变态反应有关的一种炎症性皮肤病。婴幼儿湿疹是婴幼儿常见的一种皮肤病，最早可见于 2 ~ 3 月龄的婴儿，大多发生在面颊、额部、眉间，严重时躯干、四肢也会出现，有明显渗出倾向，呈多种形态的皮肤损害，分布对称，易反复发作。本病无明显的季节性，但冬季常易复发。

一、原因

引起婴幼儿湿疹的原因可分为遗传因素和环境因素，常见的病因有食物、灰尘、化妆品、室内装修物、花粉、动物皮毛等，如图 4-6-1 所示。

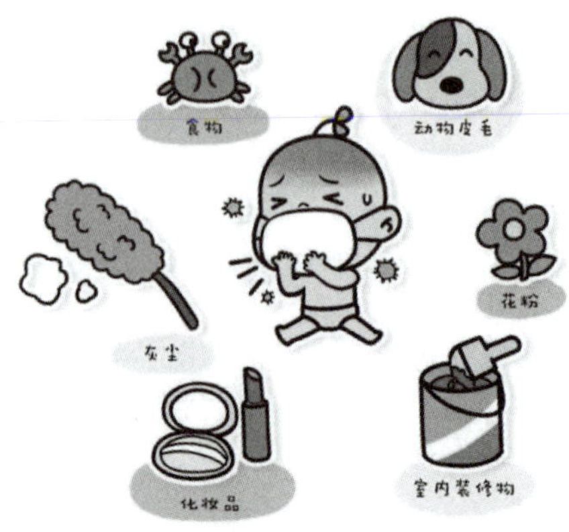

图 4-6-1　婴幼儿湿疹的常见病因

1. 遗传因素

湿疹与遗传因素有密切的关系，如父母双方或单方有过敏性疾病病史或曾得过湿疹，那么婴幼儿患湿疹的可能性就很大，湿疹的症状、发生频率等可随年龄、环境而改变。

2. 环境因素

环境因素主要包括食入物、吸入物和接触物。例如，婴幼儿进食奶类、鱼、虾、蛋等食物，尤其是含有大量异体蛋白的牛奶，极易引起过敏；乳母接触致敏因素或食用某些食品，通过乳汁影响婴幼儿而引起湿疹；唾液、肥皂、化妆品、花粉、油漆等的刺激可引起湿疹，强光照射、炎热、潮湿、寒冷、干燥以及温度的急剧变化也易引发湿疹；精神因素、内分泌障碍、病灶感染等都可刺激婴幼儿湿疹反复发生或加重。

二、临床表现

湿疹可分为急性湿疹、亚急性湿疹和慢性湿疹，主要表现为红斑、丘疹、渗液、脱屑等，如图 4-6-2 所示。

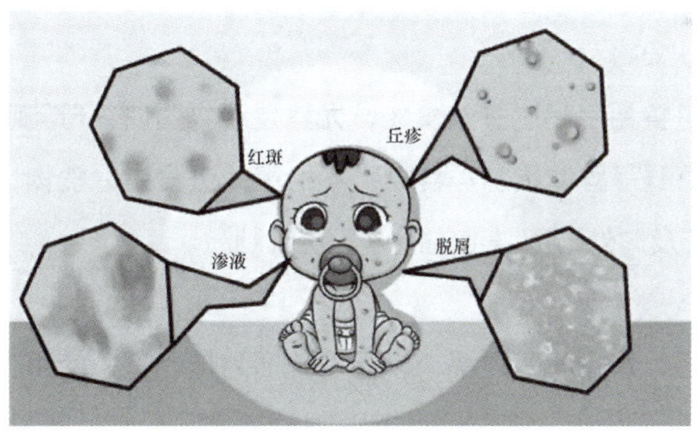

图 4-6-2　湿疹的表现

1. 急性湿疹

急性湿疹的皮疹一般呈多形性，开始为弥漫性潮红，以后发展为丘疹、水疱、糜烂、渗液、结痂等，多种皮损可同时存在，大多数呈对称性分布，皮疹边缘浸润不清，往往病变中心较重，逐渐向周围蔓延，瘙痒剧烈，搔抓后会有点状渗出或小片糜烂。如果继发感染，可有脓液、脓疱及脓痂，感染严重时伴有发热及淋巴结肿大等全身症状。急性湿疹可以痊愈，但容易复发，如果治疗处理不当，可转变为亚急性或慢性湿疹，病程 2 ~ 3 周。

2. 亚急性湿疹

亚急性湿疹是指急性湿疹经治疗后红肿渗出减轻的阶段，或由慢性湿疹加重所致，介于急性湿疹和慢性湿疹之间，皮疹红肿渗出的程度不如急性发作者，浸润肥厚的程度又不如慢性发作者。亚急性湿疹表现为暗红色浸润，皮损以小丘疹、结痂和鳞屑为主，少数水疱及小片糜烂，渗液较少。此阶段瘙痒感稍减轻，如果再次接触致敏原、刺激或治疗不当，可呈急性发作；如果长时间不愈，则可演变为慢性湿疹。

3. 慢性湿疹

慢性湿疹常由急性或亚急性湿疹反复不愈转化而来，少数开始即呈慢性。皮损为棕红或暗红色的斑片、斑丘疹，常融合增厚、浸润、表面粗糙，可呈苔藓样变，可有色素沉着、脱屑，边缘比较清楚。慢性湿疹可发生于身体任何部位，瘙痒明显，病程长，轻重不等，日久不愈。

三、照护措施

1. 一般照护

（1）喂养和饮食

患儿应避免进食易引起过敏的食物，尤其是动物蛋白；母乳喂养者，乳母应少食辛辣、刺激及海鲜等异体蛋白类食物；不给患儿进食生冷食物；婴幼儿流涎、吃饭、喝果汁后均应及时处理皮肤上的液体，避免刺激。

（2）洗浴

避免过度洗浴，水温不宜过高，以温水洗浴为佳。避免使用去脂性强的碱性洗浴用品，如肥皂等。洗浴后及时擦干，用润肤油涂擦。

（3）服装、被褥

尽量使用棉质衣物，不宜用丝、毛及化纤等制品；衣着应宽松轻软，避免穿着衣物过多过厚，防止过热和出汗；衣物、枕头、被褥等要经常更换，保持干爽。

（4）生活环境

居室环境简洁，常通风，温湿度适宜，室温不宜过高。环境中最大限度地减少过敏原，以降低刺激引起的过敏反应，如不养宠物、不放地毯，避免灰尘、花粉、油漆等刺激，避免强烈的阳光照射。

（5）其他

在湿疹发作时不预防接种，以免发生不良反应。生活要有规律，保证充足的睡眠。

2. 对症处理

（1）瘙痒的处理

患儿瘙痒时，对年龄较大的患儿应做好解释安抚，劝其尽量不要搔抓；对年龄较小的患儿，可适当约束四肢，如用纯棉布包裹双手，以减少搔抓损伤、继发感染的机会；经常给患儿剪指甲；对因瘙痒而哭闹的患儿，耐心安抚，可通过轻拍患儿背部、哼歌谣等来分散其注意力。

（2）用药指导

抹药后应反复按摩皮损处，让药物充分吸收，但动作应轻柔，减少因不必要的刺激而引起的皮疹加重；不宜长期大面积涂抹含激素类药膏；不随意试用药物，防止措施不当使患儿继发细菌感染，更不能给患儿随意使用抗生素药膏。

（3）痂皮的处理

在处理患儿头皮、前额、眉间的痂皮时，可将植物油涂抹于痂皮处，每日 3 ~ 4 次，直至完全浸透痂皮。如果痂皮四周与患儿皮肤呈翘起分离时，再用消毒棉签蘸无菌生理盐水，轻轻将痂皮洗掉；如果清洗困难，继续用植物油浸透痂皮，再重复上述处理措施。切记不可强行将痂皮剥下。

（4）及时就医

婴幼儿如果出现以下情况，应及时就医：初次发生湿疹治愈后，短时间内不断复发；治疗湿疹的药物使用无效；患儿湿疹情况较严重或湿疹化脓感染或患儿发热。

3. 预防措施

照护者应积极寻找并去除湿疹的发病原因。一般婴儿从 4 月龄开始逐渐添加蛋白类辅食，而曾患有湿疹的婴儿建议晚 1 ~ 2 个月添加，添加的速度要慢。为防止婴儿食物过敏，一般开始试用新的食物时要从少量开始，逐渐加量。如果已经发现食用某种食物会出现湿疹，则应尽量避免再次进食。对牛奶过敏者，可将牛奶煮沸几分钟以降低过敏性；对鸡蛋过敏的婴幼儿，可单吃蛋黄。婴幼儿食物以清淡饮食为宜，少些盐分，以免体内积液太多而引发湿疹。

思考与练习

1. 简述婴幼儿湿疹的临床表现。
2. 简述婴幼儿湿疹的照护措施。

课题七 尿布疹

能力目标

- 能知晓婴幼儿发生尿布疹的原因。
- 能正确描述婴幼儿尿布疹的临床表现。
- 能正确开展对婴幼儿尿布疹的照护。

尿布疹俗称臀红，也称尿布皮炎或尿布湿疹，是指尿布包裹的部位受多种因素的作用而引起皮肤潮红、破溃甚至糜烂及表皮剥脱。尿布疹多发生在肛门附近、臀部、会阴等部位，有散在斑丘疹或疱疹。尿布疹是婴幼儿时期常见的皮肤损伤之一。

一、原因

1. 自身因素

婴幼儿的皮肤比较娇嫩，防御功能差，对周围环境较敏感，受到摩擦和刺激时很容易破损；婴幼儿腹泻时稀便中会有较多的脂肪、体液及变形杆菌和微生物，可诱发皮炎，继发细菌、真菌感染；新生儿表皮和真皮之间结构不致密，表皮角化发育不完全，皮肤容易发红。

2. 照护因素

尿布洗涤不干净，残留的肥皂直接刺激皮肤；衣物包裹太多，尿布不及时更换，使皮肤长期处于潮湿且密闭的状态，加上尿液的刺激，使皮肤过度水化而降低了皮肤屏障功能，以及尿液中的尿素被粪便中的细菌分解而产生氨等各种毒素，进一步破坏了皮肤的屏障功能，刺激皮肤产生炎症；更换尿布时用力过大，加重臀部皮肤的损伤；人工喂养婴幼儿的大小便 pH 值较高，会增加皮肤的敏感性，也会产生不利影响。

3. 材料因素

尿布材质较硬、粗糙，使本身潮湿的皮肤受到进一步的机械性刺激；长时间使用橡皮或塑料尿布、垫布等不透气、不吸潮的材料，导致尿布内温度升高、潮湿加重，利于细菌及真菌的滋生；尿布中蓝、粉、绿等颜色的染料也是引起尿布疹的敏感因素之一。

二、临床表现

红斑和轻度脱屑是尿布疹最先出现的症状，如果治疗不及时或治疗不当，会迅速发展成表皮脱落的溃疡性病变，患儿常因疼痛而哭闹不安，体温一般无明显变化。临床常将尿布疹分为轻度尿布疹和重度尿布疹。

1. 轻度尿布疹

在尿布接触部位，如臀部、腹股沟处、会阴部、大腿内侧等部位可见边界清楚的表皮潮红，皮肤完整性未受损，婴幼儿无其他自觉症状。

2. 重度尿布疹

重度尿布疹又分为三度：Ⅰ度为局部皮肤潮红，伴有少量皮疹，皮疹呈斑点状；Ⅱ度除了Ⅰ度所有表现外，还伴有皮肤溃破、脱皮；Ⅲ度为局部皮肤发生大片糜烂或表皮剥脱，有时可继发细菌或霉菌感染。

三、照护措施

1. 一般照护

发病后及时去除劣质尿布，清洗沾染在皮肤上的大小便，保持患处皮肤清洁、干燥，避免热水和肥皂水的刺激；提高尿布的更换率，白天至少每 2 小时 1 次，夜间 3 ～ 4 小时更换 1 次尿布；保持局部通风透气，减少尿布使用时间，尽量在空气中充分干燥皮肤；保持室内温湿度适宜，室内潮湿闷热或室温过低都不利于创面愈合；注意观察皮损的部位、严重程度、面积大小、创面干湿度、有无继发感染等。

2. 对症处理

（1）腹泻的处理

积极治疗婴幼儿腹泻，餐具及奶具严格消毒，减少进食含纤维素丰富的食物，以免因腹泻加重导致局部皮肤损伤。

（2）用药指导

应使用棉签蘸油类或药膏后在皮肤上轻轻滚动，不可按摩及压迫创面，以免使疼痛加剧并导致损伤。

（3）及时就医

重度尿布疹或继发感染等均应及时去医院诊治。

3. 预防措施

（1）保护皮肤

保持局部皮肤清洁干燥，及时更换尿布，每次大便后用温水洗净臀部和会阴部，避免过度洗涤，如使用碱性肥皂、热水烫洗等，洗后用毛巾吸干，动作一定要轻柔，避免用力擦拭。

（2）选择合适的尿布

选择透气性强、质量好、防回流的纸尿裤，或选用质地柔软、吸水性强的棉布作为尿布，尿布外不要用塑料布，否则易使臀部潮湿而发热，导致皮肤发红、糜烂；换下的尿布要充分洗涤干净，并在阳光下暴晒后备用，避免与防腐剂、除臭剂等物质接触。

思考与练习

1. 简述婴幼儿尿布疹的发生原因。
2. 简述婴幼儿尿布疹的预防措施。

模块五

母婴营养

良好的营养状况是产妇保证乳汁正常分泌、乳汁质量恒定及保证母体健康的基础，也是婴幼儿正常发育、健康成长的重要物质保证。因此，照护者要根据母婴所需能量和营养素要求，合理安排膳食，保证充足的营养供给。

课题一
产妇营养

能力目标

- 能知晓产妇的生理特点。
- 能知晓产妇所需能量及营养素。
- 能根据产妇产后周次合理安排膳食。

由于妊娠和分娩的应激反应，产妇生理上会发生明显变化，机体储存的营养物质有很大消耗。产妇不仅需要恢复自身的健康，还要分泌乳汁喂养新生儿，因此产后的膳食对于产妇身体功能的恢复非常重要。照护者要合理安排膳食，帮助产妇调理身体，使其更好、更快地恢复。

一、产妇的生理特点

1. 腹部的变化

产妇腹部皮肤受长大的子宫影响，部分肌纤维增生，弹力纤维断裂，腹直肌呈不同程度的分离，腹壁的皮肤明显松弛。腹壁肌张力的恢复与产后腹肌锻炼、产次及营养相关，摄入适当的营养及进行适度产后运动可使其恢复至正常状态。另外，妊娠期腹部皮肤出现的紫红色妊娠纹会在产后 3 ~ 6 个月变成永久性的白色妊娠纹。

2. 体重的变化

一般情况下，产妇分娩后的体重比未孕时重，这是由孕期增加的脂肪、组织液、血液及子宫和乳房的增大等造成的。在整个孕期，女性的体重会增加 12.5 千克左右，在分娩后体重要减少 5 ~ 6 千克，产褥期恶露、哺乳等可进一步使体重减轻。理论上，生产 5 ~ 6 周后体重可恢复至孕前体重。但是，几乎所有产妇都会比未孕前胖，会表现为不同的肥胖类型，如水肿型、脂肪肥胖型、混合型、下身肥胖型、肌肉肥胖型等。

3. 乳房的变化

产后腺垂体催乳素的合成和释放增加，使产妇乳房迅速增大，局部温度增高；同时，产妇会感觉乳房胀痛难耐，变得坚实。乳房轻轻用手按摩或经过婴儿吸吮后，可分泌出“初乳”。此后，随着规律哺乳的建立，“初乳”逐步转为“熟乳”，产妇的乳房会规律地充盈、排空，再充盈、再排空。乳房虽因哺乳变大了许多，但只要注意哺乳期卫生及保健，避免发生感染等问题，一般不会感觉乳房疼痛不适，只有在哺乳前会感觉乳房发胀，有时乳汁会自行溢出，哺乳后随着乳汁的排空胀感消失。

4. 骨盆的变化

骨盆主要的功能是支撑身体、保护子宫和膀胱，在怀孕期间还起到保护胎儿的作用。分娩引起盆腔底部肌肉与筋膜过度扩张、松弛，在产后应尽快紧缩与放松这些肌肉，增强血液循环，以促进愈合过程，但很少能恢复到妊娠前的状态。

5. 阴道的变化

分娩后初期，阴道腔扩大，阴道壁松弛及肌张力降低，黏膜皱襞消失。随后，阴道壁肌张力逐渐恢复，阴道腔逐渐缩小，约产后 1 周阴道恢复到分娩前的宽度，约产后 3 周黏膜皱襞重新出现，但阴道紧张度不可能完全恢复到未孕前的状态。

二、产妇所需能量及营养素

1. 能量

产妇因分泌乳汁、哺育婴幼儿及自身基础代谢率稍高等因素，对能量的需求增高。《中国居民膳食营养素参考摄入量（2016 年）》建议产妇每日摄入的能量为在非孕育龄的基础上增加 500 kcal。

2. 蛋白质

产妇泌乳需要大量的优质蛋白质，每天需要摄入 90 ~ 100 克蛋白质。若膳食中蛋白质量少质差，乳汁分泌量将大为减少，并影响乳汁中蛋白质的氨基酸组成，主要表现为乳汁中赖氨酸和蛋氨酸含量降低。

3. 脂肪

脂类与婴幼儿脑部发育有密切关系，此外，脂溶性维生素的吸收也需要脂类。乳汁中的脂肪含量与产妇膳食脂肪的摄入量相关。因此，产妇膳食中要含有适量脂类，且动物性、植物性脂肪应适当搭配，每日脂肪供能占总能量的 20% ～ 30%。

4. 矿物质

（1）铁

为防止发生缺铁性贫血，产妇应注意铁的补充，膳食中应多供给富含铁的食物。铁的每日推荐摄入量为 25 毫克。

（2）钙

产妇的钙需要量为母体钙平衡的维持量与乳汁分泌所需钙量之和，钙的每日推荐摄入量为 1 200 毫克。

（3）锌

锌与婴幼儿的生长发育及免疫功能密切相关，且有助于促进产妇对蛋白质的吸收与利用。锌的每日推荐摄入量为 21.5 毫克。

（4）碘

由于产妇的基础代谢率和能量消耗增加，碘的摄入量也应随之增加。碘的每日推荐摄入量为 200 微克。

5. 维生素

为满足产妇和新生儿的维生素需要，各类维生素的每日推荐摄入量为：维生素 A 1 200 微克，维生素 D 10 微克，维生素 B_1 1.8 毫克，维生素 B_2 1.7 毫克，叶酸 500 微克，维生素 C 130 毫克。

6. 碳水化合物

产妇膳食中还应保证供给足够的碳水化合物，碳水化合物提供的能量应占总能量的 55% ～ 65%。

三、产妇的膳食

1. 膳食要求

产妇的膳食不仅要满足自身的营养需求，还需提供哺育的婴幼儿生长所必需的一切营养成分。因此，膳食需要均衡的营养素、多样化的主食、新鲜的蔬菜水果、多量的汤汁，尤其在产后最初几天，要多吃高热量、高蛋白、高维生素的食物，多饮水及汤类，以促进乳汁分泌。此外，由于产妇会不定时哺乳，还需要每日增加饮食的次数，除正常的一日三餐外，还可在上午 10 点、下午 3 点和晚上 8 点加餐。

2. 膳食安排

（1）分娩当天的膳食安排

在分娩当天，应为产妇安排清淡、温热、易消化的稀软食物。剖宫产产妇需要禁食，等排气后从流食、半流食过渡到正常饮食；顺产产妇在乳汁分泌流畅前不宜大量喝补汤，有会阴伤口的产妇在自解大便后才能正常饮食。

第一餐可食用半流质食物，如米汤、蛋花汤、稀释果汁等；第二餐起可恢复正常饮食，但以清淡、易消化食物如汤面、小米粥、鸡蛋等为宜。

（2）产后 1 周的膳食安排

产后 1 周的膳食安排以排出恶露、愈合伤口为主，建议适当增加富含优质蛋白质和维生素 C 的食物。

本周建议食谱：红豆小米粥、南瓜小米粥、西红柿汤面、鸡蛋羹、山药瘦肉汤、养生杂菌汤等。

（3）产后 2 周的膳食安排

产后 2 周的膳食安排以修复组织、调理脏器为主。产妇宜食含优质蛋白质且维生素及矿物质含量丰富的食物，以促进组织修复，如鸡蛋、牛奶、豆制品、海带、新鲜的蔬菜和水果等。产妇所吃的食物多样化对调理脏器有重要作用。

本周建议食谱：红枣黑米饭、八宝粥、花卷、鲫鱼豆腐汤、杜肿腰花汤、各种时令蔬菜和水果。

（4）产后 3 周的膳食安排

产后 3 周的膳食安排以增强体质、滋补元气为主。产妇可以吃一些富含蛋白质、维生素 A、钙、铁、锌、硒的食物，以有效增强体质；同时可以适当地吃一些具有补气功效的食物，以滋补元气，但滋补元气的食物要烹调得细软，以利于吸收。

本周建议食谱：排骨海带、通草猪蹄汤、粉蒸肉、香软米饭、各种时令蔬菜和水果等。

（5）产后 4 周的膳食安排

产后 4 周的膳食安排以增强抵抗力、促进乳汁分泌为主。经过前三周的精心调养，产妇身体的各个器官逐渐恢复到产前的状态，需要摄取更多的营养物质。产妇可多进食补充营养、恢复体力的膳食，并适当增加蔬菜、水果的摄入量。但膳食不宜过于油腻，应以催乳汤为主。

本周建议食谱：西兰花海参、木瓜鲫鱼汤、红枣炖牛肉、发面包子、紫薯米饭、香软米饭、各种时令蔬菜和水果等。

3. 注意事项

(1) 忌食的食物

产妇产后身体气血亏虚、胃肠功能弱，因此需忌食寒凉、生冷食物，过硬、难消化的食物，过咸食物及辛辣刺激性食物。

(2) 不宜多吃的食物

产妇不宜多吃味精，味精中的谷氨酸钠会通过乳汁进入新生儿体内，与新生儿血液中的锌发生特异性结合，生成不被机体吸收利用的谷氨酸锌并随尿液排出，导致新生儿缺锌；不宜多喝黄酒，黄酒饮用过量易上火，并可通过乳汁进入新生儿体内，影响新生儿发育；不宜多吃巧克力，巧克力中的可可碱会通过乳汁进入新生儿体内，损害新生儿的神经系统和心脏。

(3) 膳食要荤素兼备

经过分娩后，产妇的身体异常虚弱，故应加强营养的摄入，但不能大鱼大肉、大补特补，而应荤素兼备、合理膳食。

(4) 膳食制作要营养又卫生

膳食制作时所用食材要新鲜、安全，所用刀具和菜板要生熟分开，烹饪方法要多采用蒸、炖、煮，少用煎、炸、烤等，避免对食材进行反复、过度加工。膳食最好保证现做现吃。

思考与练习

1. 简述产妇所需能量及营养素。
2. 简述产妇的膳食要求。
3. 简述产妇的膳食安排。

课题二
婴幼儿营养

能力目标

- 能知晓婴幼儿的生长发育特点。
- 能了解婴幼儿的营养需求。
- 能了解婴幼儿的膳食要求，膳食安排要做到营养均衡。

婴幼儿时期良好的营养是人一生体格和智力发育的基础。

一、婴幼儿的生长发育特点

1. 总体特点

婴幼儿时期生长发育迅速，表现在生理、心理等方面的变化。随着身高、体重的增长和器官的发育，婴幼儿的语言词汇、记忆力、认知、推理、社会交往能力不断提高。婴幼儿身体生长发育具有以下四个特点：

（1）婴幼儿身体发育呈波浪式，有的阶段快，有的阶段慢。2 岁前是婴幼儿生长发育的高峰期，随后增长放缓，直到青春期又出现第二个突增期。

（2）婴幼儿身体发育具有程序性。在胎儿期，头颅最先发育。出生时，新生儿的头围已达成人头围的 65%。出生以后，头颅继续快速发育，然后躯干发育，最后才是四肢发育。

（3）身体各系统的发育是不平衡的，有先后快慢的差别，但又是协调统一的。

（4）身体生长发育有个体差异。

2. 各阶段发育特点

（1）婴儿期

婴儿期生长发育极其迅速，这个时期也是身体发育最快的阶段，即第一个生长高峰期。

1）体格发育：体格发育的常用指标包括体重、身长、头围、胸围等。

体重反映了婴儿的营养状况。新生儿出生体重的平均值约为 3.3 千克。婴儿期体重增长最快，出生后 3 个月末婴儿体重约为出生时的 2 倍，1 岁时婴儿体重约为出生时的 3 倍。

身长是反映婴儿骨骼发育的重要指标。新生儿出生时身长的平均值为 50 厘米，出生后第一年身长平均增长 25 厘米。

头围反映婴儿脑及颅骨的发育状态。正常新生儿头围的平均值为 33 ~ 34 厘米。

婴儿胸围的大小反映其肺和胸廓的发育，出生时胸围比头小 1 ~ 2 厘米，1 岁时胸围约等于头围，1 岁以后胸围大于头围。

2）脑和神经系统发育：小儿神经系统最先开始发育，出生时脑重达成人的 25% 左右，神经细胞数量已接近成人水平。

3）消化系统发育：婴儿的消化系统尚未发育成熟，消化功能还不健全，如果喂养不当容易发生腹泻。

（2）幼儿期

幼儿的生长发育虽不及婴儿迅猛，但与成人相比还是更旺盛。幼儿体重每年增加约 2 千克，身长第二年增加 11 ~ 13 厘米、第三年增加 8 ~ 9 厘米，头围以每年约 1 厘米的速度增长。这一时期，幼儿智力发育较快，语言、思维能力增强，已能独立行走，活动量大大增加。

1）体格发育：幼儿的机体处在生长发育的动态变化过程中。体格生长发育的规律是年龄越小增长越快。总体来看，幼儿期体重、身长的增长速度有所减缓。

2）脑和神经系统发育：幼儿期内，大脑发育速度已经显著减缓，但并未结束，神经细胞间的联系逐渐复杂。

3）消化系统发育：幼儿的口腔黏膜柔嫩、血管丰富，牙齿在生长过程中，所以咀嚼功能尚未完善，但消化酶活性已接近成人水平。

4）骨骼发育：幼儿的骨骼富有弹性，容易弯曲，这种弯曲有利于保持身体的平衡。幼儿期胸骨骨骺尚未愈合，维生素 D 缺乏、呼吸系统疾病和坐姿不正确等会影响其胸骨的正常发育。

二、婴幼儿所需能量及营养素

婴幼儿旺盛的生长发育要求其比成人或大龄儿童摄入相对更多的能量和营养素。

1. 能量

婴幼儿需要的总能量用于基础代谢、身体活动、食物的特殊动力作用、能量储存、排泄耗能及生长发育。其对能量的需要量因年龄、体重及发育速度的不同而异。

2. 蛋白质

婴幼儿生长发育迅速，体内持续增加的蛋白质必须从食物中获取。婴幼儿对蛋白质的要求是数量与质量并重，优质蛋白质是维持其脑功能的重要物质。婴幼儿对蛋白质的需要量按每单位体重计算要大于成人，而且需要更多优质蛋白质，母乳喂养的婴幼儿每日需要蛋白质 2 克 / 千克，牛乳喂养的婴幼儿每日需要蛋白质 3 克 / 千克。另外，婴幼儿必需氨基酸的需要量远高于成人，同时由于婴幼儿体内酶功能尚不完善，其必需氨基酸的种类也多于成人，除了成人所需的八种必需氨基酸外，婴幼儿还需要从食物中摄取组氨酸、半胱氨酸、酪氨酸和牛磺酸。母乳中必需氨基酸的比例最适合婴幼儿生长的需要。值得注意的是，蛋白质若摄取不足，会导致婴幼儿营养不良，出现虚胖和水肿。

3. 脂肪

婴幼儿摄入的脂肪供能要占其每日摄入总能量的 30% ~ 50%。此外，脂肪酸对婴幼儿中枢神经系统、智力及认知功能发育有促进作用，因此需要适量摄取。

4. 矿物质

钙是人体发育必需的营养素，只有摄取足够的钙，才能保证骨骼、牙齿的生长和坚硬。6 月龄前婴儿钙的适宜摄入量为每日 300 毫克，6 月龄后为每日 400 毫克。6 月龄后的婴幼儿在添加辅食时，可选择大豆制品、蛋类、虾皮、绿叶菜、牛乳等富含钙的食物。

铁是血红蛋白和肌红蛋白的重要组成成分。婴儿阶段身体生长发育速度快，对铁的需求量很大，要保证每日供给 10 毫克左右，可从蛋黄、猪肝、牛肉和豆类中摄取。

锌参与很多重要的生理功能，能增进食欲、促进生长发育，缺锌会导致婴幼儿生长发育不良。我国推荐 0 ~ 6 月龄婴儿锌的摄入量为每日 1.5 毫克，6 月龄后为每日 8 毫克。婴幼儿可从西红柿、鱼、虾、肉泥中摄取锌。

5. 维生素

婴幼儿的生长发育过程离不开对各类维生素的摄取，其中维生素 A、维生素 D、维生素 E、维生素 K、维生素 C 等的摄入较为关键。

维生素 A 能促进机体的生长发育，维持上皮组织正常结构与视觉功能。1 ~ 3 岁幼儿维生素 A 每日推荐摄入量为 500 微克。许多动物性食物如肝、肾、蛋类和奶油等，以及胡萝卜、红薯、黄瓜、西红柿、菠菜、橘子等蔬菜水果中维生素 A 的含量较丰富，但是要避免摄入过量维生素 A 引发中毒。

幼儿是维生素 D 缺乏的易感人群。维生素 D 的膳食来源较少，主要来源于户外阳光照射皮肤，由 7- 脱氢胆固醇转变为维生素 D。我国幼儿每日维生素 D 的参考摄入量为 10 微克。为防止维生素 D 缺乏，幼儿可适量补充含维生素 D 的鱼肝油。

6. 碳水化合物

碳水化合物能为婴幼儿提供身体正常运作的大部分能量，起到保持体温、促进新陈代谢、驱动肢体运动、维持大脑及神经系统正常功能的作用。碳水化合物中还含有一种不被消化的纤维，有吸水和吸脂的作用，有助于婴幼儿大便畅通。婴幼儿时期，碳水化合物的摄入量应占每日摄入总热量的 50% ~ 55%。缺乏碳水化合物会导致婴幼儿全身无力、精神不振、体温下降、生长发育迟缓、体重减轻等，还可能伴有便秘。

三、婴幼儿的膳食

婴幼儿的合理膳食是指遵循婴幼儿膳食指南，通过优质食材的搭配与制作，为婴幼儿提供全面而均衡的营养，以满足婴幼儿每日生长发育的需要。根据婴幼儿年龄、营养需要、咀嚼和消化能力的差别，一般将婴幼儿膳食分成 0 ~ 6 月龄、6 ~ 12 月龄、1 ~ 3 岁三个不同年龄组来规划。

1. 膳食要求

根据中国婴幼儿平衡膳食宝塔，以对中国婴幼儿不同生长时期身体发育特征和饮食习惯的研究分析为基础，以合理膳食为原则，注重食材的全面性和均衡性，以满足婴幼儿每日生长发育的需要。

2. 膳食安排

（1）0 ~ 6 月龄婴儿

母乳是 6 月龄以内婴儿最理想的天然食物，应按需喂奶，每日喂奶 6 ~ 8 次以上；也可在医生的指导下，服用少量营养素补充品，如维生素 D 或鱼肝油。同时，定期监测婴儿的生长发育状况。

（2）6 ~ 12 月龄婴儿

继续母乳喂养，并使用婴儿配方奶以补充母乳的不足（母乳、婴儿配方奶每日推荐摄入总量为 600 ~ 800 毫升）。添加的辅食至 12 月龄时，每日所需的各类食物可达到以下种类和数量：谷类 40 ~ 100 克，蔬菜类和水果类各 25 ~ 50 克，蛋黄 1 个或鸡蛋 1 个，鱼、禽、畜肉共 25 ~ 40 克，油 5 ~ 10 克。此时的膳食要少糖、无盐，不加调味品。

（3）1 ~ 3 岁幼儿

1 ~ 3 岁幼儿每日所需的各类食物为：第一类，母乳和乳制品，继续母乳喂养，可持续至 2 岁，或摄入幼儿配方乳制品 80 ~ 100 克；第二类，谷类 100 ~ 150 克；第三类，蔬菜类和水果类各 150 ~ 200 克；第四类，蛋类、鱼虾肉、瘦禽畜肉等共 100 克；第五类，油 20 ~ 25 克。

3. 注意事项

婴幼儿的饮食要多样化，在条件允许的情况下，应使食物品种丰富多样、主食粗细交替、辅食荤素搭配，每天加 1 ~ 2 次点心。婴幼儿不应吃太多的糖和含糖食品，多吃糖会增加患龋齿的风险。鸡蛋过敏的婴幼儿要回避鸡蛋，相应增加约 30 克的肉类。婴幼儿肠胃功能不完善，很多食物不适合吃，如动物脂肪。

进食时不要同婴幼儿说笑、打闹，这样容易使食物误入气管，引起呛咳，严重的还会堵塞气管，甚至发生生命危险。切忌盲目食用强化食品。

思考与练习

1. 简述婴幼儿的生长发育特点。
2. 简述婴幼儿的合理膳食安排及饮食注意事项。